LES BAINS FROIDS

DANS LES FORMES TYPHOÏDES

DES MALADIES INFECTIEUSES

PAR

LE Dʳ Harold FAURE-MILLER

ANCIEN INTERNE DES HOPITAUX DE PARIS

<hr>

PARIS

LIBRAIRIE OCTAVE DOIN

8, PLACE DE L'ODÉON, 8

—

1893

LES BAINS FROIDS

DANS LES FORMES TYPHOÏDES

DES MALADIES INFECTIEUSES

LES BAINS FROIDS

DANS LES FORMES TYPHOÏDES

DES MALADIES INFECTIEUSES

PAR

LE Dr Harold FAURE-MILLER

Ancien interne des hôpitaux de Paris

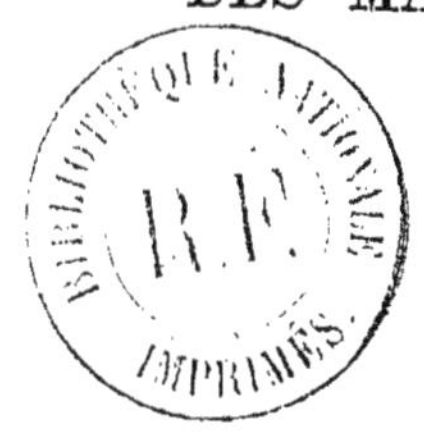

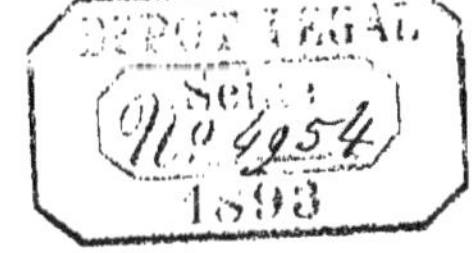

PARIS

LIBRAIRIE OCTAVE DOIN

8, PLACE DE L'ODÉON, 8

—

1893

AVANT-PROPOS

Alors que nous avions l'honneur d'être l'interne de M. le Dr Juhel-Renoy, nous avons eu l'occasion de voir un grand nombre de fièvres typhoïdes traitées par les bains froids. Plus tard, dans son important service de l'hôpital d'Aubervilliers, nous avons vu ce même traitement appliqué aux formes graves des scarlatines, des rougeoles, des érysipèles, des varioles. Nous avons toujours été frappé des résultats obtenus dans des cas où la thérapeutique courante échoue le plus souvent. L'idée nous vint alors d'écrire notre thèse inaugurale sur la médication réfrigérante dans les formes typhoïdes des maladies infectieuses, travail d'ensemble qui n'a pas encore été fait.

Mais avant de commencer, nous sommes heureux de pouvoir exprimer tous nos sincères remerciements à notre cher maître, M. le Dr Juhel-Renoy. Si nous avons pu mener ce travail à bonne fin, c'est bien à lui que nous le devons. M. le Dr Juhel-Renoy, avec une obligeance qui ne saurait s'effacer de notre mémoire, nous a constamment aidé de ses précieux conseils; il a bien voulu mettre à notre disposition un grand nombre d'observations inédites ; il n'a épargné pour nous ni son temps, ni sa peine ; il nous a, enfin, honoré d'une amitié dont nous sommes vivement touché. Qu'il veuille donc recevoir aujourd'hui l'assurance de notre profonde gratitude et de notre affectueux dévouement.

C'est à la fin de nos études médicales, en ce moment si important de notre carrière, que nous ressentons le plus vivement la dette de reconnaissance que nous avons contractée envers nos maîtres dans les hôpitaux. Nous nous rappellerons toujours toutes les marques d'affectueuse bienveillance et de sollicitude que nous en avons reçues durant nos deux années d'externat et nos quatre années d'internat.

Que nos maîtres, MM. Léon Labbé, Millard, Guyot, Segond, Panas, Brun, E. Labbé, Gérin-Roze, Siredey, veuillent bien accepter ici l'hommage de nos remerciements pour les témoignages précieux de sympathie et d'intérêt qu'ils n'ont cessé de nous prodiguer.

Un de nos maîtres, M. le professeur Trélat, a disparu ; nous garderons toujours le souvenir de son haut enseignement et de ses rares qualités chirurgicales, ainsi que de la bonté affectueuse qu'il nous avait toujours témoignée.

Nous avons eu le profond chagrin de ne pouvoir profiter pour des raisons de santé, des années d'internat qu'avaient bien voulu nous accorder MM. Bouilly, Le Dentu et Guyon, à l'époque où nous pensions faire de la chirurgie. Nous les prions de vouloir bien accepter l'expression de toute notre reconnaissance pour la confiance qu'ils nous avaient témoignée en nous accordant le poste d'interne dans leur service, et de recevoir l'assurance que ce souvenir ne nous quittera jamais.

M. le professeur Dieulafoy nous a fait le grand honneur d'accepter la présidence de notre thèse. Nous en sentons tout le prix, et nous le prions de vouloir bien accepter ici, en même temps que nos sincères remerciements, l'expression de toute notre respectueuse gratitude.

LES BAINS FROIDS

DANS LES FORMES TYPHOÏDES

DES MALADIES INFECTIEUSES

INTRODUCTION

Nous nous proposons dans ce travail, d'étudier « *la valeur thérapeutique des bains froids dans les formes typhoïdes des maladies infectieuses.* »

Il importe de bien s'entendre sur la signification de ces mots « formes typhoïdes ». Pour nous, cela veut dire formes graves, malignes, ataxo-adynamiques, formes, en un mot, qui, par leurs grands symptômes, reproduisent assez exactement le tableau de la dothiénentérie dans ses diverses modalités cliniques. Il est difficile, en effet, de faire une étude générale sur les bains froids dans les infections, sans être obligé de tout rapporter, ou presque tout, à la fièvre typhoïde, parce que c'est dans cette affection, si diverse dans ses aspects (forme ataxique, forme adynamique, formes délirante, hyperthermique, etc.), que l'action thérapeutique de l'eau froide a été le plus complètement étudiée; que les règles qui président à l'administration des bains ont été le plus sûrement et le plus scientifiquement posées ; enfin, que la recherche des indications et contre-indications de la méthode a été poussée le plus loin. La dothiénentérie, dans ce travail, nous servira donc toujours de type, d'exemple, de terme de comparaison. Nous préconisons, contre les formes graves des maladies infectieuses, une thérapeutique calquée sur celle de la fièvre typhoïde : il nous a donc paru légitime de choisir, pour les désigner, un terme qui rappelât à la fois cette double analogie de symptômes et de traitement.

Parmi ces diverses modalités cliniques. il en est une que nous étudierons spécialement, et qui sera comme la base même de notre travail, parce qu'elle est de beaucoup la plus fréquente et la plus caractéristique : c'est la forme ataxo-adynamique qui se traduit généralement par le syndrome bien connu auquel on a donné, le nom d' « état typhoïde ». *Dans l'immense majorité des cas, c'est par l'état typhoïde que se manifeste la gravité des maladies infectieuses.* La ressemblance devient alors frappante, absolue pourrait-on dire, avec les fièvres typhoïdes légitimes.

Nous tracerons donc rapidement le tableau de ces états typhoïdes qui doivent tenir la première place dans cette étude, à cause de leur fréquence même.

Généralement, c'est l'affaissement, l'épuisement du système nerveux, l'adynamie, en un mot, qui domine la scène, et imprime son cachet spécial sur ces formes graves. L'adynamie peut être entrecoupée de périodes d'excitation, mais alors même que les troubles ataxiques ont été intenses, c'est toujours à elle qu'aboutit l'affection. Le malade est dans l'hébétude, la prostra-

tion, la stupeur : il semble avoir perdu son activité intellec-
tuelle et physique. Couché dans le décubitus dorsal, le regard
vague, il est inconscient à ce qui se passe autour de lui, et
répond à peine aux questions qu'on lui pose. Les troubles cérébraux sont parfois peu accentués : le malade marmotte des
mots sans suite et des phrases entrecoupées ; mais dans d'autres circonstances le délire est violent, accompagné d'hallucinations, d'une intensité extrême. Il y a, en même temps, de
la céphalalgie, de la courbature, des douleurs dans les membres ; l'insomnie est la règle.

La langue est caractéristique dans les états typhoïdes : elle
est trémulente, sèche, rôtie, noirâtre, collante ; les fuliginosités tapissent la bouche et l'arrière-gorge. Les troubles gastriques se traduisent par des vomissements bilieux ou alimentaires, de la diarrhée ou de la constipation.

En général, l'hyperthermie est un des symptômes les plus
frappants des états graves, mais il s'en faut qu'elle existe toujours. — L'auscultation du cœur révèle des battements pré-
cipités ; les bruits sont modifiés parfois dans leur rythme et
dans leur timbre ; le pouls traduit ces changements ; il est fréquemment dicrote. Des congestions se produisent du côté des
poumons ; il y a de la bronchite, voire même de la pneumonie. Quant aux urines, elles sont rares, foncées, et le plus
souvent on y trouve de l'albumine. — Tous ces symptômes
traduisent une infection profonde de l'économie, infection à
laquelle n'ont point échappé les organes nobles : le cerveau,
le cœur, les poumons, les reins.

Tel est, rapidement tracé, le tableau des états graves, typhoïdes. Toutes les infections peuvent, dans des conditions
spéciales et sous des influences pathogéniques que nous nous
efforcerons d'éclaircir, être dénaturées dans leur évolution

normale, et affecter ce masque de « typhisme » s'il nous est permis de parler ainsi, qui les fait toutes se ressembler. Qu'importe, alors, que l'on ait affaire à des pneumoniques, des érysipélateux, des rougeoleux ! Les symptômes généraux priment tout : c'est contre eux qu'il faut diriger la lutte. Tout ces malades sont des *typhiques* et, comme tels, sont justiciables d'un seul et même traitement.

Or, personne n'ignore que dans ces formes malignes les anciennes méthodes de traitement sont le plus souvent sans résultat.

Le but de ce travail est de montrer tout le parti que l'on peut tirer de « *l'application méthodique de l'eau froide dans les états graves* »; c'est de familiariser les praticiens avec une médication sûre et rapide dans ses effets, et d'établir, qu'il s'agit là d'une thérapeutique scientifique, puisqu'elle s'appuie sur l'expérimentation, sur la clinique, et sur la pathogénie même des accidents. Ce mot de « méthodique » que nous prononcions tout à l'heure, exprime bien notre pensée : il veut dire que, dans les formes typhoïdes des maladies infectieuses, il faut non seulement recourir aux bains froids, mais encore qu'il faut le faire en obéissant à certaines règles scientifiquement établies d'avance.

Dans la première partie de ce travail, nous nous proposons d'étudier la technique des bains froids ; nous montrerons leurs indications et contre-indications en général tirées de l'examen clinique du malade, et basées sur la pathogénie des symptômes typhoïdes; nous exposerons l'action de l'eau froide sur les différents appareils infectés.

Dans la seconde partie, nous étudierons l'action des bains sur chacune des maladies infectieuses qui revêtent la forme typhoïde. Il n'entre pas dans notre esprit de les passer toutes en revue : le sujet serait trop vaste ; mais nous étudierons les principales d'entre elles : dothiénentérie, typhus exanthématique, variole, rougeole, scarlatine, pneumonie, érysipèle malin, fièvre puerpérale, rhumatisme cérébral, etc. A propos de chacune de ces affections, nous montrerons les indications et contre-indicatons spéciales, nous donnerons des statistiques et publierons des observations.

PREMIÈRE PARTIE

Généralités sur les bains froids dans les formes typhoïdes des maladies infectieuses.

CHAPITRE I

HISTORIQUE. — LA TECHNIQUE DES BAINS FROIDS

Sommaire. — Historique : Hahn, Currie, Gianini, Brand, Glénard, Juhel-Rénoy, Dieulafoy. — Les méthodes hydriatiques sont nombreuses : lotions froides, affusions, draps mouillés, bain à température décroissante de Ziemssen et de M. le professeur Bouchard, — Bain de M. le professeur Dieulafoy. — Le bain de Brand, administré selon la formule générale : bain de 18 à 20° d'une durée d'un quart d'heure à vingt minutes, répond à la majorité des cas. Mais cette formule n'a rien d'absolu : on doit toujours faire une « balnéothérapie d'indications ». — Détails de la technique.

La médication réfrigérante est une des plus anciennes méthodes qui soient connues. Au temps d'Hippocrate et de Gallien, on employait déjà l'eau froide dans les grandes pyréxies ; souvent abandonnées, toujours reprises, les pratiques hydrothérapiques sont aujourd'hui de plus en plus en faveur.

Notre intention n'est pas de faire ici l'historique complet de la question. Nous nous contenterons de rappeler le nom des médecins qui ont cherché à systématiser la méthode en s'appuyant, pour le faire, sur la clinique, l'observation du malade, l'étude du pouls et de la température.

Hahn, de Breslau (1717) est avec Currie le véritable créateur de la réfrigération systématique et scientifique : il ne faisait que des lotions froides. Currie, à la fin du siècle dernier, pratiquait les affusions froides ; il sut montrer la grande utilité de la thermométrie clinique, et la nécessité de commencer, dès les premiers symptômes, le traitement hydrothérapique. Gianini, de Milan (1805) fut le véritable précurseur de Brand. Il faut, disait-il, refroidir et nourrir le fébricitant. Il donnait le vrai bain froid à 20°, et continuait le traitement la nuit comme le jour.

Le mouvement actuel en faveur de l'emploi de l'eau froide dans les fièvres a pris son origine en Allemagne. Les travaux de Frœlich, Priessnitz, Liebermester, Jurgensen, et surtout de Brand, ont vulgarisé cette méthode. Brand, on le sait, en a donné les règles précises dans le traitement de la dothiénentérie.

Ce mouvement a été suivi en France, dès 1873, par l'École de Lyon. Frantz Glénard, après la guerre, importa à Lyon le bain froid dont il avait reconnu la valeur pendant sa captivité en Allemagne. Depuis cette époque, l'École de Lyon toute entière n'a cessé de combattre pour le triomphe de la méthode réfrigérante. A côté du nom de Glénard, il faut mettre ceux de Mollière, de Tripier, de Bouveret, de Vinay, Roque, Weill, et tant d'autres ! il faudrait citer tous les médecins lyonnais.

C'est à M. le Dr Juhel-Renoy que revient le mérite d'avoir fait à Paris ce que Glénard fit à Lyon en 1873. Ses premières communications à la Société Médicale des Hôpitaux datent de de 1888 : M. Juhel-Renoy y apporta une fort belle statistique de dothiénentéries guéries par l'eau froide. A côté du nom de M. Juhel-Renoy il faut mettre celui de M. le professeur Dieulafoy : dès 1889, la médication réfrigérante fut appliquée dans son service de l'hôpital Necker ; les résultats obtenus plaidèrent éloquemment en faveur de la méthode. Peu à peu la sphère d'action de la réfrigération s'étendit : les bains froids furent donnés dans la pneumonie, la rougeole, la scarlatine ; on n'a pas oublié les diverses communications de M. Juhel-Renoy et de M. Dieulafoy à la Société Médicale des Hôpitaux. M. Juhel-Renoy, dans une enquête récente faite auprès des médecins des hôpitaux de Paris, a montré que plus du tiers de ses collègues avaient adopté la méthode réfrigérante pour le traitement de la fièvre typhoïde (Juhel-Renoy, Dieulafoy, Rendu, Chauffard, Siredey, Cornil, Millard, Fernet, Rigal, de Beurmann, Josias, Lermoyez, Delpeuch, etc.).

Les méthodes hydriatiques sont nombreuses ; nous passerons en revue les principales d'entre elles. Nous ferons ici de larges emprunts au remarquable ouvrage de M. Juhel-Renoy : « Le traitement de la fièvre typhoïde ». C'est à ce travail que nous renvoyons pour des détails plus complets.

Les lotions froides. — Chacun sait comment elles se pratiquent : une éponge est imbibée d'eau vinaigrée à 12 ou 15°. Elle est promenée pendant quelques minutes sur toute la surface du corps, toutes les deux ou trois heures selon l'intensité de la fièvre ; puis le malade est essuyé légèrement. Il en retire une sensation de bien être et de fraîcheur agréable, mais l'abaissement thermique est relativement peu considérable.

L'affusion froide. — Le malade est placé dans une baignoire vide et l'on projette sur son corps pendant quelques

instants (2 à 5 minutes) de l'eau froide (10° à 15°) au moyen
d'un seau ou de tout autre récipient. L'action de l'affusion
froide est fugace, superficielle, mais c'est un puissant stimulant
qui devient précieux lorsqu'il est associé au grand bain froid.

Le drap mouillé. — Un drap est plongé dans de l'eau à
10 ou 15°, puis tordu de façon à ce qu'il n'égoutte pas, et placé
sur une couverture de laine. Le malade est enveloppé des
pieds aux épaules dans ce drap ; on ajoute sur sa tête une
compresse trempée dans l'eau froide. Toutes les dix minutes,
on remplace ce drap par un nouveau drap mouillé ; on peut,
ainsi, faire durer l'action du froid pendant une, deux, trois
heures. Ce moyen est indiqué lorsque, par suite du refus de la
famille, ou pour toute autre raison (enfants, vieillards, affaiblis cardiaques) on ne pourra avoir recours au bain de Brand.
M. le Dr Rendu a retiré d'heureux résultats de ce traitement,
dans la pneumonie et la broncho-pneumonie ; il rapporte un
cas de néphrite aigüe et un cas d'ictère fébrile infectieux amé-
liorés par cette médication (*Revue d'hygiène thérapeutique*,
juin 1893).

Les *lavements froids* de Foltz, les *compresses froides* laissées en permanence, les *sacs de glace*, doivent être considérés comme des procédés accessoires de la méthode réfrigérante. Les sacs de glace sont très efficaces contre certaines
complications locales (cœur, poumons) et ajoutent leur action
à celle des grands bains froids.

Bain à température décroissante de Ziemssen. — Le
bain est de 5° inférieur à la température du malade, et, dans
l'espace d'une demi-heure au maximum, on amène l'eau à 20°
en y ajoutant de l'eau froide. A ce moment le frisson éclate

et on sort le malade du bain. Ce bain à l'inconvénient de supprimer le choc du froid, si justement recherché ; il trouve des applications *temporaires* chez les enfants, les craintifs, les affaiblis cardiaques.

Bain de M. le professeur Bouchard. — Le bain est de 2° inférieur à la température du malade. Toutes les dix minutes, on abaisse sa température jusqu'à ce qu'elle atteigne 30°. On laisse alors le malade dix minutes dans l'eau, puis on le retire.

Le bain de M. le professeur Bouchard ne peut pas être classé parmi les méthodes hydriatiques pures : il n'est qu'une des parties d'un traitement complexe. Dans le traitement de la dothiénentérie, lorsque la température rectale du malade atteint ou dépasse 40° le matin et 41° le soir, M. Bouchard donne pendant les deux premiers septenaires, 2 grammes de sulfate de quinine, 1 gr. 50 dans le troisième, et 1 gramme dans les autres. Tous les trois jours on administre 15 grammes de sulfate de magnésie. Pour faire l'antiseptie générale et intestinale, on donne pendant quatre jours consécutifs 40 centigrammes par jour de calomel ; puis, quotidiennement, le malade prend 4 grammes de naphtol et 2 grammes de salicylate de bismuth. Matin et soir lavement naphtolé. Cette méthode donne de beaux résultats : 9,74 pour 100 de mortalité dans la dothiénentérie. (Ch. Bouchard : Leçons sur les auto-intoxications). Nous comparerons plus loin ces résultats avec ceux obtenus par la méthode de Brand.

Bain de M. le professeur Dieulafoy. — Le bain que prescrit M. le professeur Dieulafoy lui a donné d'excellents résultats. Sans être aussi rigoureux que le bain de Brand, que nous décrirons au paragraphe suivant, il s'en rapproche dans ses grandes lignes. Voici la techuique de l'hôpital Necker. — Dès que la température axillaire du malade atteint 38° à 39°, on institue le traitement par les bains froids. Le malade est porté dans une baignoire remplie d'eau à 23 ou 24°, puis on verse de l'eau froide de manière à abaisser sa température à 22°, exceptionnellement à 20°. Cette manière de procéder supprime le choc du froid, si désagréable pour le malade. M. le professeur Dieulafoy réserve, pour certains cas seulement le bain à 20° d'emblée. Pendant le bain, une compresse d'eau froide est appliquée sur la tête du patient. Si l'ataxie est intense, si le délire est violent, on pratique l'affusion froide de Currie ; la durée du bain est de douze à quinze minutes ; au bout de ce temps le malade est retiré de la baignoire, même s'il n'a pas frissonné. On l'enveloppe alors dans une couverture de coton, et on lui donne à boire du thé au rhum. La sensation de bien être est toujours accusée au sortir du bain.

Une demi-heure environ après le bain, on pratique l'exploration thermométrique ; on constate alors un abaissement de un à deux degrés. Les effets immédiats du bain sont, en outre, de faire abondamment uriner le malade, et de lui procurer un sommeil réparateur.

Les bains sont donnés la nuit et le jour, au nombre de 4 à 6 dans les vingt-quatre heures.

M. le professeur Dieulafoy fait prendre à ses malades un à deux litres de lait, et une quantité à peu près égale d'une tisane contenant de 60 à 100 grammes de lactose dans les vingt-quatre heures.

Le bain de Brand. — Nous décrirons, maintenant, la technique de Brand, dans un cas de maladie infectieuse d'intensité moyenne. Cette technique ne diffère en rien de celle indiquée dans la dothiénentérie : c'est celle qui est adoptée par M. Juhel-Rénoy et qui doit toujours être prise comme modèle.

En règle générale, la température rectale sera prise toutes les trois heures ; si elle marque 39° ou plus, le malade sera plongé dans un bain dont l'eau aura de 18 à 20° et il y sera maintenu jusqu'à l'éclosion du frisson, soit un quart d'heure environ.

C'est là, on le comprend, une formule un peu schématique, et qui n'a rien d'absolu. On doit, évidemment, attacher une importance considérable aux données thermométriques, mais il ne faudrait pas croire que l'élévation de la température soit la principale indication des bains. C'est sur l'état général, l'étude attentive du pouls et de l'appareil cardiaque, l'examen des urines, qu'il faudra s'appuyer, plus encore peut-être que sur la température, pour établir la fréquence des bains et le degré de l'eau dans laquelle sera plongé le malade (Juhel-Rénoy, Dieulafoy).

Il faut baigner les malades toutes les trois heures aussi bien la nuit que le jour ; le principe de la méthode est en effet celui-ci : *dès que les effets utiles d'un bain ont cessé, il faut donner un autre bain pour renouveler ces effets et en permettre la persistance.* L'expérience a prouvé que dans la grande majorité des cas, la durée en est d'environ trois heures.

Les températures seront prises seize fois dans les vingt-quatre heures ; huit fois avant le bain, huit fois après : elles seront notées avec soin sur une feuille appropriée. — L'exploration thermométrique sera toujours faite *dans le rectum* : il sera donc bon d'avoir un thermomètre à maxima, à cuvette petite et arrondie, et tenu constamment dans une solution antiseptique. Les températures sont obtenues sûrement et rapidement lorsqu'elles sont prises dans le rectum ; elles indiquent les variations de la chaleur centrale sans être modifiées par les influences extérieures.

Il faudra conserver dans un bocal gradué les urines que le malade rend dans les vingt-quatre heures ; il sera donc utile de l'inviter à uriner avant qu'il n'entre au bain ou qu'il n'aille à la selle. Nous verrons plus loin l'importance de ces recommandations.

Eau du bain ; antisepsie de la peau. — L'eau du bain doit être propre et limpide ; si elle n'est point souillée par les déjections du malade, il ne sera pas nécessaire de la changer après chaque bain : la même eau peut servir pour les 24 heures. Pour faire l'antisepsie de la peau, on peut mettre 40 ou 50 grammes de salol ou de naphtol par baignoire. Les fonds de bain, dont les plis peuvent mâcher les chairs, sont inutiles. La baignoire sera placée le plus près possible du lit du malade, et à l'abri des courants d'air ; elle doit être assez grande pour que tout le corps puisse être immergé dans l'eau jusqu'au cou.

Température et durée des bains. — En général la température du bain doit être de 18 à 20°. M. Juhel-Rénoy pense qu'il est bon de commencer le traitement dans toute sa rigueur, et donner le premier bain à cette température. Cependant, si le malade est craintif, timoré, la première immersion peut être faite à 24°, 22°, et on abaissera les suivantes d'un degré chacune jusqu'à ce qu'on arrive au chiffre indiqué de 18°.

Il est important que le médecin assiste à ces premiers bains ; pendant la durée de l'immersion, il parlera au malade, il l'encouragera, il distraira son attention. En même temps, il le surveillera ; il étudiera le pouls, la coloration de la face ;

il verra, en un mot, comment se comportent le cœur et le cerveau du malade vis-à-vis de la réfrigération.

Pour éviter que le patient ne soit trop brusquement saisi par le froid à son entrée dans le bain, on lui lotionnera auparavant le visage, la poitrine et le reste du corps, avec une éponge imbibée d'eau froide.

Après neuf à quinze minutes d'immersion environ, le malade *frissonnera*. Il faut éviter de prendre pour ce frisson désiré et attendu le frissonnement du début qui n'est dû qu'au brusque saisissement produit par le froid. *Plus le frisson est long, plus le refroidissement sera prononcé* (Glénard). Il est parfois utile, lorsque la fièvre résiste à la réfrigération, de faire durer ce frisson quelques minutes. — Le malade est alors retiré du bain, rapporté dans son lit, et essuyé légèrement ; on met à ses pieds, une boule d'eau chaude. Ce serait une grosse erreur de trop couvrir le malade au sortir du bain, et d'accumuler sur lui, comme on le voit faire souvent, édredons et couvertures. Il est utile, au contraire, que la sensation du froid persiste, et que le malade continue à frisonner quelques instants. A ce frisson succède généralement un sommeil calme et réparateur.

Lorsqu'on a donné un premier bain, sur quoi doit-on s'appuyer pour régler la température du bain suivant ? Ce n'est pas, comme on pourrait le croire, sur la température du malade prise *avant* ce second bain ; c'est sur la température du malade prise *après* le premier bain, car celle-là seule indique la sensibilité du patient à la réfrigération. Avant, l'élévation thermique indique qu'il faut donner un bain ; après, le thermomètre montre si le bain a été donné au degré nécessaire : il indiquera donc la température du bain suivant.

La température sera donc toujours prise après le bain, mais il ne faut pas la prendre *immédiatement* après : à ce moment

en effet, l'abaissement thermique n'a point toujours eu lieu ;
nous verrons plus loin l'explication de ce fait intéressant. On
attendra donc une quinzaine de minutes, puis on fera l'exploration thermométrique. *Si l'abaissement n'est pas d'un degré
environ, cela indique que la réfrigération est insuffisante,
qu'il faut, pour les bains suivants, faire descendre la température de l'eau jusqu'aux environs de 15° et qu'on doit laisser
le malade frissonner plus longtemps dans son bain.*

Affusions froides ; frictions ; boissons. — Pendant le
bain, on fera trois affusions froides de deux minutes de durée
chacune sur la nuque du malade, une au début, une au milieu,
une à la fin du bain. De l'eau à la température du bain, ou
même à une température un peu inférieure à celle-ci, sera
mise dans un arrosoir, et versée lentement sur toute la région de la nuque. Les cheveux auront été préalablement re-
levés sur la tête, si l'on a affaire à une femme, et maintenus
par une serviette roulée autour du front : cette précaution
évite que l'eau ne s'écoule dans les yeux et le nez du malade,
et rend l'affusion beaucoup moins pénible.

Pendant toute la durée du bain, un aide frotte vivement
tout le corps du malade avec une forte éponge : on doit res-
pecter l'abdomen dans la dothiénentérie. Ces frictions activent
la circulation périphérique et rendent moins pénible la sensation du froid ; elles permettent de mieux supporter le bain,
elles ont donc une réelle importance. « Le massage, dit Glénard, présente un double avantage ; il favorise la réfrigération en renouvelant incessamment les contacts avec l'eau
froide ; le frisson éclate donc plus tôt ; il trouble la passivité
des typhiques dont l'inertie dans le bain effraie bien davantage que ses plaintes ou sa résistance. » — Pendant que le
malade est dans le bain, on lui fait boire quelques gorgées de

potion alcoolique, un verre ou deux de limonade vineuse, de lait froid, ou même du vin. Les malades boivent facilement dans le bain ; il faut donc en profiter. — Nous avons vu qu'il est souvent utile de leur parler, de les encourager, de les exhorter à la patience pendant la durée de l'immersion.

Dans l'intervalle des bains, il faut maintenir sur la tête, le thorax, le ventre, des compresses trempées dans de l'eau froide, et changées toutes les dix minutes. Cette règle, sur laquelle insiste Braud, est malheureusement d'une application difficile ; elle exige une attention trop soutenue de la part des aides, et on sera souvent obligé d'y renoncer.

Bains de la nuit. — Il faut baigner les malades aussi bien la nuit que le jour. Ce serait une grave erreur que de supprimer les bains de la nuit sous prétexte de ne pas troubler le repos du malade. « Peut-on appeler repos, dit Brand, l'agitation, l'insomnie, l'accablement de la fièvre, les soubresauts des tendons ! C'est confondre la stupeur avec le repos véritable ! » La suppression des bains de la nuit augmente la résistance que le malade présentera le jour suivant à la réfrigération. Les bains de la nuit ne nuisent pas au sommeil ; ils procurent au malade, mieux que toute autre médication, un sommeil calme et réparateur, et ils lui permettent de demeurer plus longtemps, pendant les vingt-quatre heures, dans un état d'apyrexie relative.

Cessation des bains. — Règle absolue : il ne faut cesser les bains que lorsque tous les symptômes typhoïdes auront disparu. Il n'y a aucun danger à prolonger la période des bains ; en les cessant trop tôt, on s'expose à voir tous les accidents reparaître. En général, voici comment les choses se passent : après deux, quatre, huit jours de traitement le malade *saute des bains,* parce que son état s'améliore, que sa température rectale reste quatre, cinq, six heures avant de remonter à 39°. Soit, par exemple, un bain donné à 9 heures du matin ; à midi on prend la température ; si le malade n'a pas 39°, on le laisse reposer jusqu'à 3 heures ; à ce moment on fait de nouveau l'exploration thermométrique, et le bain est donné, s'il y a lieu. — Le temps d'intervalle entre chaque bain augmente donc peu à peu ; les bains deviennent plus rares jusqu'au jour où on peut les supprimer tout à fait. Mais, *pour que l'on cesse les bains, il ne suffit pas que la fièvre ait disparu, il faut encore que les autres symptômes se soient amendés* ; on se trouvera fréquemment, en effet, en présence de malades dont la température n'atteint pas 39°, et qu'il sera pourtant nécessaire de baigner, comme nous le verrons au chapitre des indications.

Diététique. — Les malades soumis à la médication réfrigérante doivent être nourris ; ils doivent boire beaucoup : c'est un des préceptes de Currie, de Brand, de tous leurs disciples. Ces malades doivent prendre au moins quatre à cinq litres de boisson dans les vingt-quatre heures : il faut veiller à ce que cette quantité de liquide soit absorbée chaque jour. Voici la pratique de M. Juhel-Renoy : deux à trois litres de bon lait cru et froid, un litre de bouillon léger et bien dégraissé, un à deux litres de limonade vineuse. Au moment de la convalescence on prescrit une alimentation appropriée : des potages, des œufs, etc., etc. S'il y a de la faiblesse, de l'adynamie, on aura recours aux potions à l'alcool.

Cas très graves. — Dans les cas très graves, où la malignité s'accentue, où l'intensité des symptômes augmente et met rapidement en péril la vie du malade, il faut modifier légèrement cette technique qui ne s'applique qu'aux cas ordinaires. On doit prescrire le bain tiède à 26, 28, 30°, et le refroidir progressivement jusqu'à 20 ou 18°. Ces bains seront donnés toutes les deux heures et ils auront une durée de huit à dix minutes seulement. On fera des affusions très froides (8 à 10°) pendant toute la durée du bain avec massages ou frictions énergiques sous l'eau sans arrêt. Dans l'intervalle des bain on appliquera rigoureusement les compresses froides, et, si le cœur faiblit, on laissera en permanence une vessie de glace sur la région précordiale protégée par un carré de flanelle.

Dans ces cas très graves, le médecin doit assister à l'administration des bains. Ils seront *très surveillés* (Juhel-Renoy). A mesure qu'on refroidira le bain, on examinera comment se comporte le cœur et le cerveau vis-à-vis de la réfrigération ; ce n'est, en effet, qu'en tâtonnant qu'on pourra juger « des limites qu'on peut atteindre et qu'on ne doit pas dépasser » (Brand). — Il va sans dire qu'à la moindre menace de cyanose, le malade sera retiré du bain, frictionné (Juhel-Renoy) et qu'on lui administrera les toniques à haute dose.

Si le danger réside dans une température très-élevée, et qui ne cède point à la réfrigération, il faut prescrire les bains toutes les deux heures ; on les donnera alors entre 18° et 15°, et on laissera le malade frissonner quelques instants dans l'eau avant de le remettre dans son lit.

Lorsque l'adynamie est considérable, que la faiblesse est très grande, il ne faudra pas cesser la lutte par crainte du collapsus ou de la syncope : mais on modifiera un peu la technique des bains. — Le bain, de courte durée, sera donné à 26 ou 28° : ce sera un demi-bain, l'immersion étant faite jusqu'à l'ombilic seulement. On pratiquera, pendant quatre à cinq minutes, l'affusion froide de Currie à 8 ou 10°. Des frictions énergiques seront faites pendant toute la durée du bain. On soutiendra le malade par l'alcool à haute dose (cognac, champagne, porto) ; on l'alimentera avec le lait, le bouillon, les œufs ; on stimulera le système circulatoire par des injections sous-cutanées de sulfate de spartéine (0,05 à 0,15 centigrammes), de caféine (1 gr. 50 à 2 grammes), d'éther, d'huile camphrée. — Dans l'intervalle des bains, la glace sera appliquée en permanence sur le cœur (parésie cardiaque), sur la poitrine (pneumonie, congestion hypostatique), sur la tête (délire, convulsions). (Juhel-Renoy.) — C'est à cette façon de procéder que F. Glénard donne le nom pittoresque do « bain des moribonds » (1).

Lorsque, dans ces circonstances, après une lutte plus ou moins longue, ces grands symptômes d'ataxie ou d'adynamie auront diminué d'intensité, on reviendra à la technique ordinaire telle que nous l'avons exposée.

Bain des enfants et des vieillards. — Chez l'enfant, le traitement doit être le même que chez l'adulte, avec cette atténuation que le bain ne sera douné que pendant 8 à 10 minutes au lieu de 15 ; sa température sera toujours à 20°. Les enfants supportent mieux un bain froid mais court qu'un bain moins froid, mais long. (Glénard, Juhel-Rénoy).

Toutefois, en raison de la susceptibilité réflexe du jeune âge, il sera souvent bon de donner les bains à 23 ou 24°, et, de les refroidir progressivement. Beaucoup de médecins d'enfants le prescrivent entre 25 et 28° (Hutinel, Sevestre).

---

(1) Voici la description que donne Glénard du « bain des moribonds », bain qu'il administre lorsqu'il y a persistance des symptômes cérébraux graves, stupeur, ataxie, coma. « S'il n'est pas possible avec le grand bain graduellement refroidi de dissiper les symptômes cérébraux, on coupera les cheveux du malade, on le portera dans un bain à 32° dont le niveau ne dépassera pas l'ombilic. Le malade est énergiquement frictionné dans ce bain avec la main ou avec une éponge trempée dans l'eau, et on arrose la tête et le tronc avec de l'eau plus froide. La durée du bain ne doit pas dépasser 10 minutes ; le malade rapporté dans son lit, on enveloppera ses pieds de flanelles trempées dans de l'eau très chaude qu'on renouvellera toutes les 10 minutes pendant 2 heures. Ce bain sera répété toutes les 2 heures ; dans l'intervalle, vessie de glace sur la tête, fortes doses de vin, potion de Stokes ».

Jusqu'à l'âge de 50 ans, la formule générale du bain de Brand ne doit pas être modifiée. Plus tard, il est préférable de recourir au bain de 30° refroidi progressivement (Brand, Glénard). Chez le vieillard, le bain est encore plus indiqué que chez l'enfant, à cause de la résistance moindre du cœur et des poumons (Glénard).

En résumé, dans la grande majorité des cas, on devra recourir au grand bain de Brand, à 18 ou 20° et ce bain sera renouvelé *environ* toutes les trois heures. Le grand bain a des effets que n'ont point les bains tièdes ou progressivement refroidis : il abaisse davantage la température ; par son action brusque, par le choc qu'il produit, il relève la pression sanguine, il rend son énergie au cœur et produit une polyurie intense ; il donne un puissant coup de fouet au système nerveux qu'il stimule. Il répond donc aux indications ; c'est à lui qu'il faudra recourir de préférence à toute autre méthode de réfrigération.

Cette technique des bains froids peut, au premier abord, paraître compliquée, et difficile dans son application. En réalité, il n'en est rien, et tout se passe le plus simplement du monde. Une seule personne suffit pour le bain ; le plus généralement, et à moins d'adynamie très prononcée, les malades vont eux-mêmes au bain et en sortent seuls ; il n'est pas besoin de les porter. La même eau peut servir à un grand nombre de bains, à moins qu'elle ne soit souillée par le malade : Glénard admet même que dans certains petits services hospitaliers où il n'est pas possible de se procurer le nombre de baignoires et la quantité d'eau nécessaires, la même eau, et la même baignoire, peuvent servir pour plusieurs malades.

En général voici comment les choses se passent : le malade descend de son lit en s'appuyant sur l'infirmier ; il entre seul dans son bain ; l'infirmier pratique le massage qu'il interrompt pour faire les affusions, et donner à boire au malade. Quand le frisson a paru, le patient sort du bain ; il est essuyé légèrement et remonte dans son lit avec l'aide de l'infirmier.

Toute cette scène, qui n'a pas duré vingt minutes, sera renouvelée dans trois heures. A l'hôpital Lariboisière, dans le service de M. Juhel-Renoy, un seul infirmier de nuit donnait les bains à cinq ou six typhiques. — La présence du médecin, à part les premiers bains, ne devient nécessaire que s'il y a quelques indications spéciales telles qu'une adynamie extrême, ou la crainte d'une syncope. Mais ces cas sont très rares, et il suffit d'avoir vu donner quelques-uns de ces bains pour être convaincu de l'extrême simplicité d'une médication dont les difficultés sont plus apparentes que réelles.

Telles sont, rapidement exposées, les règles générales de la technique des bains froids ; le bain de Brand répond à la grand majorité des cas ; on devra donc le prescrire toutes les fois qu'on voudra obtenir des effets durables et prolongés. Mais il ne faudrait pas croire que ces règles soient toujours applicables dans toute leur rigueur. Il faut savoir les modifier selon les circonstances : l'âge des malades, l'intensité et la persistance de la fièvre, l'adynamie plus ou moins accentuée, les complications. C'est ainsi que certains malades prennent douze bains dans les vingt-quatre heures, alors que d'autres n'en prennent que trois ; que les uns sont plongés dans une eau à 24°, 25°, 26° alors que pour d'autres la température du bain ne doit pas dépasser 15°, 16°, 17° degrés.

A chaque cas particulier répond en effet une indication spéciale, qui réglera le nombre des bains, leur durée, et le degré de leur température.

CHAPITRE II

INDICATIONS ET CONTRE-INDICATIONS GÉNÉRALES.

Sommaire. — Le bain froid répond aux indications suivantes : abaisser la température fébrile, régulariser et tonifier le cœur et le pouls ; calmer et tonifier le système nerveux ; activer le rôle du rein et favoriser la dépuration urinaire. Ce serait une erreur de considérer l'hyperthermie comme l'unique indication du bain. Les indications d'opportunité, de fréquence, de durée, de température se tirent de l'étude attentive et journalière de l'état général et des organes nobles : rein, cœur, poumon, etc. Étude des symptômes typhoïdes, qui commandent le bain froid : les urines, le cœur, le pouls, les symptômes d'ataxie ou d'adynamie, etc., etc. A proprement parler il n'existe pas de contre-indications générales de la méthode : les complications pulmonaires ou rénales l'indiqueront au contraire ; les affections cardiaques n'y feront point renoncer, mais commanderont la prudence.

Indications

Les indications de la méthode réfrigérante dans le traitement des formes typhoïdes des maladies infectieuses sont multiples. Elles s'appuient sur l'observation attentive de l'état général, sur l'étude approfondie du cœur et du pouls, sur les notions que donne le thermomètre et l'examen journalier des urines. Il est difficile de les formuler en quelques propositions générales, parce que, à moins de les multiplier, ces propositions ne peuvent repondre à tous les cas. Nous essayerons cependant de le faire, pour la clarté de notre description.

En présence d'une maladie infectieuse grave, maligne, il faut :

1° *Abaisser la température fébrile ;*

2° *Régulariser et tonifier le cœur et le pouls;*

3° *Calmer et tonifier le système nerveux;*

4° *Activer le rôle du rein et favoriser la dépuration urinaire;*

L'étude approfondie des symptômes typhoïdes rend légitime chacune de ces quatre propositions.

PREMIÈRE INDICATION. — *Étude de la fièvre dans les états typhoïdes.*

Si la fièvre n'est pas tout, lorsqu'il s'agit d'apprécier l'opportunité d'un bain froid, il n'en est pas moins vrai que l'hyperthermie est une des meilleures indications de la méthode réfrigérante, et que c'est sur elle qu'on s'appuie généralement pour l'appréciation de la fréquence, de la durée, et du degré de température des bains. L'élévation de la température, on le sait, n'est pas la cause des symptômes graves, comme on l'a cru longtemps (Liebermester), elle n'est qu'un effet de l'infection. Ce n'est donc pas uniquement sur elle qu'il faut se baser pour prescrire le bain froid; mais *cette médication s'impose chaque fois qu'une température anormale est indiquée par l'exploration thermométrique.*

Comment se comporte donc la température dans les états typhoïdes?

En général, l'hyperthermie est un des caractères les plus frappants de ces états; les malades ont la peau sèche, brûlante, d'une « chaleur mordicante ». Tantôt la température s'élève peu à peu, par demi-degré, par degré dans les vingt-quatre heures, tantôt au contraire l'ascension est brusque, et tel malade qui marquait 38°, au thermomètre, peut, quelques heures après, avoir 40, 41° et plus. De là la nécessité de prendre plusieurs fois par jour la température dans les maladies infectieuses, si on ne veut point laisser échapper une indication précieuse. Quoi qu'il en soit, une fois établie, la fièvre affecte le plus souvent le type continu : les rémissions matinales peuvent être nulles ou presque nulles. Cette suppression presqu'absolue des écarts entre les maxima et les minima se traduit sur le tracé par une ligne à peine brisée, une sorte de plateau. La situation est alors des plus graves. « L'indication, dit Glénard, est formelle ; il faut combattre l'excès de température pendant tout le cours de la maladie, c'est-à-dire prévenir les exacerbations, maintenir les rémissions : ce qui est dangereux, en effet, c'est moins l'élévation de la température que la persistance de la température à ce niveau. »

Il ne faudrait pas croire qu'une température très-élevée soit nécessairement l'indication d'un bain très froid, à 15° par exemple. On voit souvent des fièvres de 40°, 41°, céder sous l'heureuse influence de deux, trois bains à 20, 22, 24°, et d'autre part, des températures qui dépassent à peine 39°, résister longtemps à une réfrigération « corsée ». C'est en effet, uniquement cette résistance à la refrigération, et non pas la température très élevée du malade qui montre la nécessité de se servir d'une eau très froide, comme cela a déjà été indiqué au chapitre précédent.

Il faut bien savoir que l'*hyperthermie n'est pas un symptôme constant des états typhoïdes*. Strube, Frantzel, Naunyn, Charrin et bien d'autres, ont rapporté des exemples d'infections graves, dans lesquelles les malades, plongés dans le collapsus et le sopor, avaient 38, 38 1/2, 39° de température. Cependant ces malades, qu'ils soient des dothiénentériques, des rubéoleux ou des pneumoniques, doivent être baignés, parce que, en dépit de leur température peu élevée, ils sont dans la prostration, la stupeur, l'adynamie la plus complète, et qu'ils ont besoin de l'action diurétique, tonique et stimulante de la re-

frigération. On a publié un grand nombre d'observations dé
monstratives à cet égard.

DEUXIÈME INDICATION. — *Étude du cœur et du pouls.*

Il faut ausculter plusieurs fois par jour le cœur des malades
et faire une étude attentive des caractères du pouls. Le pouls
n'est-il pas la clé du pronostic? C'est en effet, l'examen des
organes de la circulation qui montre le degré d'énergie ou
d'affaissement du cœur, qui fait voir si la fibre cardiaque est
atteinte ou non. De là, d'utiles renseignements pour l'indication des bains froids.

Dans les états typhoïdes graves, le pouls est constamment
accéléré ; le nombre des pulsations atteint 100, 120,140, quelquefois plus. La valeur pronostique de cette accélération, varie, on le sait, avec la maladie que l'on soigne : le chiffre de
110 pulsations chez un pneumonique est moins grave, par
exemple, que chez un typhique. *Toute accélération permanente
du pouls devient l'indication d'un bain froid.* Il ne faut pas
oublier que le nombre des pulsations n'est pas toujours en
rapport avec le degré de la température. Une élévation, même
considérable de température, 40° par exemple n'indique pas
un pronostic très grave si le pouls n'est pas rapide, s'il reste
entre 90 et 100 pulsations à la minute; au contraire, un pouls
qui bat entre 120 et 150, la température étant même modérée,
est d'un pronostic beaucoup plus sérieux.

De ces faits il est permis de tirer quelques conclusions :
entre ce premier malade qui a 40° de température et qui n'a
que 90 pulsations, et ce second, dont le pouls bat à 130°, et
dont la fièvre atteint à peine 38°5, quel est celui pour lequel
l'indication des bains froids s'impose le plus fortement? Pour
nous, abstraction faite des autres symptômes : troubles ner-

veux, troubles urinaires, etc., c'est évidemment le second. Ceci confirme ce que nous disions plus haut : que dans cette thérapeutique, ce n'est pas seulement l'élévation thermique qui doit servir de guide au médecin.

: Dans certaines circonstances, le dicrotisme artériel apparaît : il traduit le manque d'élasticité, l'affaiblissement de la tunique contractile des vaisseaux (Marey). En même temps, le pouls peut être ample et dur ; mais dans d'autres cas il est petit, faible, et présente quelques irrégularités et quelques intermittences : ces symptômes sont l'expression de la parésie cardiaque que nous allons étudier.

Les signes qui traduisent l'affaiblissement du cœur sont connus de tous ; ils ont été bien décrits dans les leçons cliniques de M. le professeur Hayem ; ils ne sont pas nécessairement, comme on pourrait le croire, l'expression d'une dégénérescence du myocarde. Les bruits du cœur deviennent sourds, lointains, mal frappés ; à ces troubles s'ajoutent fréquemment des altérations du rythme, plus rarement des modifications des timbres des bruits ; on constate parfois l'existence de souffles. Murchison signale, chez quelques typhiques, le rythme fœtal, embryocardique, des bruits du cœur, à deux temps égaux ; ce rythme pendulaire peut se rencontrer dans toutes les infections qui revêtent la forme typhoïde.

Ces caractères du cœur et du pouls, ces symptômes d'*affaiblissement* du muscle cardiaque sont-ils une contre-indication à la méthode réfrigérante ? Assurément non : le bain froid est un tonique puissant du cœur et des vaisseaux ; il relève la pression sanguine. On le prescrira donc ; de plus, on laissera une vessie de glace en permanence sur la région précordiale, et, s'il y a lieu, on aura recours aux médicaments toniques du cœur.

Mais il faudra une surveillance plus grande, chez ces malades à cœur affaibli : il sera bon, si l'adynamie cardiaque est *prononcée*, de voir comment se comportent le cœur et le pouls pendant et après le bain : de cet examen on peut tirer les plus précieuses indications pour la conduite à tenir. Certains de ces malades doivent être traités avec ménagement : c'est souvent une bonne précaution que de donner le bain à 24°, 25°, et de le refroidir progressivement. — En un mot, en face d'un cœur affaibli, il faut prescrire le bain, mais en tenant compte de l'état de l'organe. On le prescrira d'autant plus volontiers que le muscle cardiaque et le pouls auront mieux réagi sous l'excitation de l'eau froide.

Toutefois, qu'on n'oublie pas que de tous les organes, le cœur est peut être le seul capable de poser une contre-indication formelle de la médication réfrigérante. Si l'*adynamie cardiaque est très prononcée*, si le muscle est insuffisant à sa tâche, s'il y a de fréquentes intermittences, si le pouls petit, mou, dépressible, traduit ces intermittences et cette faiblesse du cœur, on a, alors, de bonnes raisons de craindre la syncope sous le choc brusque du froid. Il faut, dans ces circonstances, donner un peu de force à ce cœur paralysé, par tous les moyens en usage : vessie de glace, spartéine, caféine, huile camphrée, éther, alcool à haute dose. Puis, s'il reprend un peu d'énergie, on prescrit ce que nous avons décrit, après F. Glénard, sous le nom de bain des moribonds : sacs de glace en permanence; bain tiède ou demi-bain à 28°, de quatre à cinq minutes de durée avec affusion à 8° ou 10°, etc. Ce n'est que progressivement qu'on arrivera au bain type tel qu'il a été formulé plus haut.

Troisième indication. — *Examen des symptômes nerveux.*

Les symptômes nerveux dans les états typhoïdes, relèvent ou de l'excitation ou de la paralysie de l'axe cérébro-spinal ; de là deux grandes formes, la forme ataxique, et la forme adynamique. En général, ces deux formes sont réunies pour constituer la forme ataxo-adynamique, que l'on rencontre le plus souvent.

Ce qui domine, dans les formes ataxiques, c'est l'agitation extrême, le délire violent, l'insomnie. Puis, c'est la céphalalgie, la courbature avec exacerbations dans les membres et la région dorsale, le tremblement de la langue, des lèvres, des mains, les soubresauts des tendons, tous phénomènes qui se voient de préférence chez les sujets jeunes, vigoureux, frappés en pleine santé, et encore plus chez les alcooliques.

C'est la forme adynamique que présentent surtout les sujets affaiblis, les cachectiques ou les vieillards. Ces malades sont dans une prostration complète: le regard vague, sans expression, l'air indifférent, les narines pulvérulentes, la langue et les lèvres sèches. Leur faiblesse est extrême. Nous ne reviendrons pas sur ce masque spécial d'abattement, de stupeur qui donne au typhique un faciès absolument caractéristique.

Tous ces symptômes d'ataxie ou d'adynamie sont heureusement modifiés par l'eau froide qui est véritablement le *régulateur du système nerveux.* Ce serait une erreur de croire que la réfrigération doit être réservée pour les formes ataxiques, de même que c'était une erreur de ne la croire indiquée que dans les formes hyperpyrétiques. Le bain froid est un tonique et un stimulant de premier ordre ;

de là découle son indication dans le traitement des cas où domine l'adynamie. *L'adynamie est donc, autant que l'ataxie, une indication très nette et très formelle des bains froids :* c'est dans les cas avec adynamie qu'ils donnent les résultats les plus inespérés. Nous ne saurions trop insister sur ce fait, car un grand nombre de médecins n'osent point recourir à la médication réfrigérante, en face d'un malade dont la faiblesse est accentuée.

Lors même que l'adynamie est extrême, que le malade est plongé dans un demi-coma, cette médication sera prescrite ; ici, ce sera un froid, *passager*, *superficiel*, *stimulant* qu'on emploiera et non un froid prolongé et profond ; en un mot, c'est encore au « bain des moribonds » qu'il faudra recourir.

Brand a dit que, quel que soit le faciès du malade, tant qu'il respire il ne faut pas se décourager, mais persister dans l'emploi de ce genre de bain. « Dans ces cas, la lutte est souvent longue, *horrible*, pourrait-on dire. Il faut être soutenu par l'espoir, avoir été témoin de ces « résurrections » pour ne pas abandonner la partie, pour porter à la baignoire ces « morts vivants » (Juhel-Renoy).

QUATRIÈME INDICATION. — *Examen des urines.*

L'examen quotidien des urines fournira d'utiles renseignements sur l'état du rein. On a pu dire avec juste raison que *l'état du rein commande le pronostic* autant que le cœur et le pouls (Juhel-Renoy). Il importe donc de vérifier chaque jour la quantité des urines émises dans les vingt-quatre heures, et d'en faire l'examen. Il s'agit ici d'un examen clinique, au lit du malade, et non d'un examen de laboratoire pour la recherche de l'urée, de l'acide urique ou des chlorures.

Les urines, dans les états typhoïdes, sont *rares* : leur quantité tombe quelquefois à moins de 100 cc.. dans les vingt-quatre heures ; elles sont épaisses, denses : 1.022, 1.025, et plus ; elles sont troubles et laissent un dépôt au fond du vase. Leur coloration est foncée, rouge brique, semblable à du bouillon de bœuf.

Ces urines sont toujours plus ou moins albumineuses. Il faut rechercher avec soin cette albumine. L'acide nitrique est le plus simple et le plus commode des réactifs pour le clinicien. Lorsqu'on fait couler l'acide nitrique le long des parois du vase où se trouvent les urines préalablement filtrées, il se produit tantôt un simple louche, d'autres fois un anneau caractéristique ; dans d'autres circonstances l'albumine se précipite au fond du verre en formant un véritable culot. S'il y a doute, on aura recours aux procédés de recherches plus délicats, aux réactifs d'Esbach ou de Tanret, qui permettront de faire en même temps le dosage de l'albumine. Cette albumine des urines fébriles est un mélange de sérine et de globuline. Il importera souvent de rechercher la proportion de ces deux albumines, car on a remarqué (Juhel-Renoy) que la présence en notable quantité de la globuline dans les urines d'un typhique indique un état grave : on fera la différenciation au moyen du sulfate de magnésie qui précipite la globuline à froid.

S'il est vrai de dire que la quantité de l'albumine est en rapport avec l'intensité du mouvement fébrile, il faut également admettre aujourd'hui que la proportion d'albumine n'a aucune signification pronostique directe : dans les fièvres typhoïdes les plus graves, on peut ne trouver jusqu'à la mort que des traces d'albumine ; on voit au contraire des maladies infectieuses qui présentent 4, 6 grammes d'albumine par litre, et qui guérissent dans les termes ordinaires. La quantité d'albumine n'est donc nullement en rapport avec la gravité ou la bénignité de la maladie (Lecorché et Talamon).

D'après M. le professeur Bouchard, lorsqu'il y a une néphrite infectieuse, l'albumine serait rétractile. Cette opinion n'est pas admise par tous les auteurs (Lecorché et Talamon).

La présence de l'albumine dans les urines doit-elle empêcher de prescrire les bains froids? Assurément non ! Nous insistons sur ce fait, car beaucoup de médecins accusent l'immersion froide d'être capable à elle seule de produire l'albuminurie. C'est là une erreur: l'albumine, qu'elle dépende d'une simple congestion ou d'une néphrite infectieuse, disparaît sous l'influence des bains et nous citons plus loin une observation de néphrite infectieuse aiguë guérie par la méthode de Brand (Renaut, de Lyon).

En résumé, *la rareté des urines est une indication formelle de la médication réfrigérante* ; cette indication persiste, que la quantité d'albumine soit minime ou considérable, qu'il y ait ou non des signes de néphrite infectieuse.

A ces symptômes qui commandent le bain froid il faut en ajouter d'autres encore, tels que ces *dyspnées sine matéria* qui rendent parfois si effrayant le tableau des rougeoles ou des scarlatines graves, et qui doivent être aujourd'hui rangées dans la catégorie des dyspnées toxiques; tels encore, que l'*encombrement pulmonaire*, la *bronchite*, voire même la *pneumonie*, phénomènes qui ne font que traduire la gravité de l'infection. Il existe, enfin, une indication de la méthode réfrigérante sur laquelle il importe d'insister spécialement : nous voulons parler de *l'état spécial, caractéristique, de la langue* chez les typhiques.

Cette langue, on le sait, est *sèche, collante, rôtie*. Cet aspect de la langue, qui fait qu'elle est dite « de perroquet » a une

valeur pratique considérable, car l'examen de cet organe est
un de ceux auxquels ne manque jamais le praticien. S'il est
parfois facile de méconnaître ce qui se passe du côté du cœur
et du pouls, ou du filtre rénal, il n'est pas possible de ne pas
être frappé par l'état spécial de la langue chez les typhiques.
Cette langue caractéristique traduit à elle seule la gravité de
l'infection ; elle devient donc l'indication la plus grossière, si
l'on veut, mais aussi la plus simple et la plus pratique de
la médication réfrigérante. On peut donc poser l'aphorisme
suivant : *langue rôtie : bain froid.*

Résumons-nous. En présence d'un malade reconnu typhique
le traitement par les bains froids s'impose. Il ne faut pas
attendre que les symptômes soient très accusés pour avoir recours à la balnéothérapie. L'indication générale est celle-ci (1).

*Un malade qui présente un degré évident de typhisation
doit être soumis à l'immersion froide, et cela le plus tôt possible sans que l'on perde un temps précieux dans l'essai des
médicaments ordinaires, l'efficacité du traitement étant en
raison directe de la précocité de son application.*

Brand a dit avec raison que le bain froid est *prophylactique,*
qu'il prévient les complications. Attendre, en effet, c'est
laisser l'infection exercer ses ravages, c'est donner aux dégénérescences viscérales le temps de se produire, c'est donc
se mettre dans de moins bonnes conditions de succès. « Dans
le traitement médicamenteux, dit Brand à propos de la
dothiénenterie, l'ordonnance se règle sur les symptômes, ou,
en d'autres termes, la fièvre typhoïde marche de l'avant et le

______

(1) Rappelons que dans l'immense majorité des cas c'est par « l'état typhoïde » que se traduit la malignité, mais que, dans les formes graves, il
faut recourir au bain froid alors même que cet état typhoïde n'existe pas.

médecin la suit pas à pas dans la lutte. C'est précisément le contraire avec l'hydrothérapie qui dompte les symptômes alarmants, les prévient, en un mot montre à la fièvre typhoïde la voie qu'elle doit suivre ».

C'est l'étude attentive du malade, l'état général, la stupeur, le pouls, le cœur, les urines, la température, le degré de sécheresse de la langue qui guidera le médecin. On a, ainsi, un ensemble, un « *tout* » qui commande non seulement le traitement, mais encore les détails de ce traitement, tels que la fréquence des bains, le degré de température de l'eau, etc. (Juhel-Renoy, Dieulafoy.) Les cas sont multiples et ne sauraient tous être indiqués ici.

Il faut craindre de cesser trop rapidement le traitement. Voici, par exemple, un malade qui est baigné depuis quelques jours; il va mieux; la fièvre est tombée, la stupeur a disparu mais le pouls reste rapide, la langue est encore un peu sèche : un tel malade doit continuer à prendre des bains.

Chez tel autre le délire a disparu après un traitement plus ou moins long; le malade n'a presque plus de fièvre, la peau est fraîche, le pouls est bon, la langue humide; mais il reste un certain degré d'abattement, de stupeur : il ne faut pas cesser les bains, si on ne veut pas s'exposer à voir la prostration augmenter, le délire renaître, la fièvre se rallumer.

Contre-indications.

Les *contre-indications générales* à la méthode réfrigérante sont extrêmement rares.

La grossesse, l'allaitement, la menstruation, l'état puerpéral (à moins de péritonite) l'alcoolisme, l'enfance, la vieillesse, l'obésité, les hémorrhagies (épistaxis, hémoptysies), les manifestations concomitantes du rhumatisme ou de la goutte, la phtisie pulmonaire, ne sont pas des contre-indica-ions à la balnéothérapie. Les entérorrhagies seront étudiées spécialement au chapitre de la fièvre typhoïde. Chez certains emphysémateux il faudra renoncer à l'immersion froide qui provoque des accès de suffocation. (Brand, Tripier et Bouveret, Juhel-Renoy.)

Il est trois sortes de maladies dont on a surtout peur, lorsqu'il s'agit de baigner un malade : les affections du rein, celles du poumon et celles du cœur.

Tous les auteurs qui ont employé la méthode réfrigérante s'accordent à dire que la néphrite n'est pas une contre-indication des bains : loin de nuire aux reins, l'immersion froide leur est favorable ; elle ouvre largement le filtre rénal. Les observations des médecins allemands et lyonnais en sont la preuve. A Lyon, les statistiques n'enrégistrent plus de néphrite dothiénentérique depuis que la méthode de Brand est couramment appliquée (Renaut). « Je déclare, dit cet auteur, que ce qui fait disparaître les formes rénales, la néphrite typhoïde, cette véritable « lésion de mort » puisqu'on la trouve dans tous les cadavres des typhoïdiques autopsiés, c'est la méthode de Brand, la méthode des bains qui ouvre le rein, pour ainsi dire, aux éliminations plus que jamais nécessaires ». — On trouvera plus loin un cas de néphrite infectieuse aigüe guérie par les bains froids.

Ce serait une profonde erreur de ne pas oser donner un bain, parce qu'il y a de la bronchite, de la congestion pulmonaire, voir même de la pneumonie. C'est un des préjugés les plus profondément enracinés que l'eau froide amène des complications du côté des poumons. Les statistiques de Brand, de MM. Tripier et Bouveret, Juhel-Renoy, Dieulafoy montrent que *ces complications sont moins fréquentes* lorsque les malades sont traités par l'hydrothérapie que lorsqu'ils sont soumis aux anciennes médications. Bien plus, lorsqu'elles existent, elles sont rapidement améliorées par la réfrigération. Nous aurons l'occasion de revenir sur cette question au chapitre consacré à la pneumonie et à la broncho-pneumonie, dans la seconde partie de notre travail.

Restent les affections anciennes du cœur, les lésions d'orifice, la myocardite, l'artério-sclérose, qui pourraient faire craindre la syncope et la mort subite dans le bain. Faut-il donc s'abstenir de baigner les malades porteurs de ces affections ? Oui, s'ils sont en instance d'asystolie, s'il y a de l'œdème, des palpitations, etc., etc. A part cette circonstance, et surtout lorsqu'il s'agit d'une affection cardiaque bien compensée, le bain doit être donné, avec quelque prudence, il est vrai : eau du bain à 25°, 28°, progressivement refroidie, surveillance du malade, examen de son pouls pendant la durée de l'immersion, etc. En principe, les affections du cœur ne sont donc pas une contre-indication formelle des bains froids (Juhel-Renoy) ; il y a pour le cœur, on le comprend aisément, une question d'appréciation de chaque cas qui règlera l'opportunité de la balnéation.

Lorsqu'il se pose une contre-indication des bains froids, il ne faut pas pour cela renoncer totalement à la réfrigération : on peut recourir alors soit aux bains tièdes (26°, 28°) soit aux enveloppements humides prolongés.

Nous ne pouvons mieux terminer ce chapitre qu'en citant les paroles suivantes de M. le Dʳ Juhel-Renoy :

« Dans ces fièvres graves, la température doit-elle être le seul guide du médecin ? Le bain ne doit-il être donné que lorsque la température rectale atteint 39° ? Non, ce serait une grossière erreur, une faute clinique énorme. Ce qui seul indique la nécessité du bain, ce qui règle sa température, sa durée, c'est *l'état général du malade*, c'est l'intensité de son délire, la faiblesse de son pouls, par exemple, et nullement sa température. C'est dans ces cas que le vrai médecin se révèle, qu'il n'est plus cet automate qu'on veut faire du brandiste, qui, inspectant le thermomètre, plonge un patient dans l'eau, tire méthodiquement sa montre, et retire au bout d'un temps mathématique le malade. Je ne saurais assez protester, au nom de la clinique, contre de semblables calomnies. Ce qui fait la gravité de la maladie dans ces cas, c'est l'envahissement des organes nobles : cœur, cerveau, poumons, reins. C'est pour leur restituer leurs fonctions compromises que le bain doit-être donné avec un soin, une variabilité extrême qui rendent ce moyen aussi délicat à manier que les alcaloïdes les plus toxiques. » (Traitement de la fièvre typhoïde).

CHAPITRE III

PATHOGÉNIE DES SYMPTOMES TYPHOIDES

Sᴏᴍᴍᴀɪʀᴇ. — Etude de la malignité. — Terrain. — Portes d'entrée, virulence, nombre et qualité des micro-organismes. Les toxines et
l'auto-intoxication. — Les accidents graves résultent de la rétention
des poisons dans l'économie. La toxicité des urines dans les infections : expériences de Bouchard, Roger et Gaume, Roger et Lemoine, Weill et Roque. — Au moment de la convalescence, il se fait
une véritable décharge urotoxique. — Or, le bain froid déterminant
une élimination précoce des poisons, trouve sa légitimité et son
caractère scientifique dans la pathogénie même des accidents.

La symptomatologie des états typhoïdes reconnaît, pour
principal facteur, l'accumulation et la rétention dans l'organisme des substances toxiques que les émonctoires sont
impuissants à rejeter au dehors. Ces substances toxiques
viennent de deux sources : elles sont, d'une part, sécrétées
par les micro-organismes, ce sont les toxines; et, d'autre
part, elles sont le résultat de la désintégration organique des
cellules. Ces faits se résument en deux mots : intoxication
et auto-intoxication. Ils ont été bien mis en lumière par les
recherches expérimentales des microbiologistes et par les
travaux récents d'urologie dans les états fébriles (Bouchard,
Lépine, Roque et Weill).

L'étude de la virulence des agents pathogènes est encore
entourée d'obscurités. Nous savons bien qu'en pénétrant dans
l'organisme, les micro-organismes apportent certaines qua-

lités de virulence propre, virulence qui dépend de leur nombre même, des milieux qu'ils ont traversés, de la porte par laquelle ils sont entrés dans nos tissus. Nous savons aussi qu'à cette notion de germe il faut opposer la notion non moins importante de « terrain », terrain plus ou moins résistant, plus ou moins apte à se défendre. Il va s'engager une véritable lutte. Mais ce ne sont là que des données générales: l'embarras serait grand s'il fallait affirmer pourquoi une scarlatine, une pneumonie, est subitement transformée dans son évolution normale, et revêt une forme grave, ataxo-dynamique. Nous croyons, cependant, que, dans la recherche de la malignité, il faut donner une large place aux infections secondaires ou surajoutées, et aux associations microbiennes.

Ces infections, en effet, se favorisent généralement, ajoutent leurs actions nuisibles les unes aux autres, et sont ainsi capables d'influencer le type clinique. Qui ne connaît les associations relativement fréquentes du pneumocoque et du bacille d'Eberth, de ce même pneumocoque et du bacille de Koch? Lorsqu'au bacille de Lœffler vient se surajouter le streptocoque, l'infection prend une allure de gravité spéciale. Ce streptocoque s'associe fréquemment à d'autres microbes, et aggrave toujours la situation ; on le rencontre dans la dothiénentérie, la rougeole, la scarlatine. Or, personne n'ignore la virulence spéciale de ce microbe, qui peut agir, soit directement, en créant une septicémie, soit indirectement, en déterminant des complications du côté des viscères.

L'action de ces agents pathogènes sur les cellules de l'organisme n'est plus à démontrer ; on les retrouve soit isolément, soit en colonies, dans les viscères, le foie, les reins, les végétations de l'endocarde. Mais c'est surtout par leurs *toxines* qu'ils agissent : l'infection devient alors une véritable intoxication. De ces toxines, les unes sont vaso-dilatatrices,

d'autres sont vaso-constrictives et s'opposent par cela même
à la diapédèse (ectasine et anectasine de M. Bouchard). Il y en
a d'hypothermisantes et d'hyperthermisantes (Bouchard,
pyrétogénine de Roussy). Il est donc démontré aujourd'hui,
que certaines toxines peuvent être les facteurs de l'élévation
de la température : *la fièvre n'est donc pas la cause des états
graves, comme on l'a cru longtemps : ce n'en est qu'un symptôme.* Ajoutons cependant qu'une part importante revient,
dans la production des températures fébriles, à l'activité des
phagocytes et à la réaction vitale des cellules.

Voici donc une première cause d'empoisonnement : les
toxines, toxines plus ou moins virulentes, et sécrétées par
des espèces microbiennes généralement multiples, toxines,
enfin, capables de produire certains symptômes bien nets et
bien caractérisés. (Bouchard, Charrin.)

Mais bientôt vont apparaître de nouveaux poisons, qui
viennent, eux, de notre propre organisme. A l'intoxication
microbienne, va s'ajouter l'*auto-intoxication*. La lutte des
cellules contre les agents pathogènes a donné naissance à
des phénomènes chimiques et à de nouveaux produits : ces
produits sont toxiques, et, retenus dans la circulation, ils
deviennent un nouveau danger pour l'économie. Les éléments cellulaires subissent des phénomènes de dédoublement, d'hydratation, de ramollissement, de véritable diges-
tion. Comme l'a montré M. A. Robin, les phénomènes
d'oxydation sont très diminués dans les fièvres graves, contrairement à l'opinion généralement reçue. Les matériaux
toxiques qui résultent de ces phénomènes chimiques s'accu-
mulent dans l'organisme. « Dans les états typhoïdes, dit
M. Robin, il y a rétention dans l'organisme de déchets peu
solubles, difficilement éliminables, habituellement toxiques.

Ce que l'on a nommé état typhoïde, ajoute-t-il plus loin, cet élément morbide jusqu'ici purement symptomatique et qui pèse d'un tel poids dans le pronostic, peut être aujourd'hui défini avec une réelle précision. L'état typhoïde est causé par la rétention dans l'organisme de déchets, matières extractives, leucomaïnes, ptomaïnes, dont l'élimination est retardée, soit à cause de l'excès même de leur quantité, soit par une insuffisance relative ou absolue des émonctoires » (1).

Ainsi, pour qu'il y ait état typhoïde, il ne suffit pas qu'il y ait intoxication, il faut encore qu'il y ait rétention des poisons dans l'organisme. Les déchets (leucine, xanthine, tyrosine, etc.), restent dans l'économie, parce qu'ils ne sont pas suffisamment oxydés pour être transformés en urée et en acide carbonique facilement éliminables: la quantité d'urée éliminée en vingt-quatre heures est donc d'autant plus faible que les symptômes typhoïdes sont plus accentués.

Mais cette rétention a surtout lieu parce que le rein — pour ne parler que du principal émonctoire — est insuffisant à sa tâche. Les moteurs cardiaque et vasculaire ont subi, comme tous les autres organes, l'atteinte du poison ou du microorganisme causal : ils sont frappés dans leur structure et leur activité qui faiblit : il en résulte une diminution de la tension artérielle qui explique la rareté des urines émises dans les vingt-quatre heures. De plus, le filtre rénal est atteint pour son propre compte. La circulation à travers cet organe des agents pathogènes, des déchets microbiens ou cellulaires a

____

(1) Ces matières extractives existent normalement dans le sang, dans la proportion de 4 à 4,5 0/0 ; chez les typhiques, cette proportion s'élève à 9 0/0 ; elle est d'autant plus élevée que l'état typhoïde est plus marqué. Ces matériaux sont éliminés au moment de la défervescence et pendant la convalescence (Robin).

déterminé tantôt de simples congestions, tantôt de véritables néphrites toxiques, infectieuses. Les microorganismes peuvent causer des thromboses, des embolies, des infarctus. Si cette migration des corps étrangers est abondante, la presque totalité des vaisseaux du rein peut être obstruée ; il s'ensuivra une anurie vraie par défaut de sécrétion et une rétention ab solue des poisons dans l'organisme (Juhel-Renoy, Brault).

Il en résulte que dans les états typhoïdes, la quantité d'urines émises dans les vingt-quatre heures est insignifiante. Cette quantité augmente considérablement au moment de la convalescence, et dépasse le chiffre normal (1500 grammes) : cette polyurie critique s'accompagne de véritables décharges d'urée. *Un malade qui urine est un malade qui marche vers la guérison* : c'est donc avec raison qu'on a pu dire que le rein est la clef du pronostic dans les états graves.

Les intéressantes recherches de MM. Roger et Gaume, de Roque et Lemoine, de Lépine, de Roque et Weill sur la toxicité des urines dans la pneumonie, l'impaludisme et la dothiénentérie, établissent d'une façon certaine la part que prend dans la production des symptômes, la rétention des poisons dans l'organisme, toxines ou autres. Elles montrent que, pour que le malade guérisse, il faut qu'il se débarrasse des produits qui l'intoxiquent, soit naturellement, au moment de la convalescence, et en vertu d'une réaction vitale des éléments cellulaires, soit artificiellement, sous l'influence d'une thérapeutique appropriée.

Un pneumonique élimine par l'urine deux ou trois fois moins de poisons qu'à l'état normal : un individu sain élimine en effet dans les vingt-quatre heures des matières toxiques en quantité suffisante pour tuer 24 à 28 kilogr. d'animal, tandis qu'avec les urines de pneumonique, on ne peut en tuer que de 5 à 15 kilos. Au moment de la défervescence, la toxicité urinaire dépasse le taux normal. La crise urinaire, caractérisée par la décharge urotoxique, a son maximum le jour de la crise thermique. Après la défervescence, l'urine reprend son coefficient normal de toxicité.

Roque et Lemoine ont étudié la toxicité urinaire chez un paludéen. A la fin de chaque poussée fébrile se faisait par le rein une élimination considérable de produits toxiques. Le coefficient urotoxique variait, avant et après la poussée, dans les proportions de 1 à 5, et était d'autant plus élevé que l'accès avait été plus violent. Au dernier accès, qui fut très fort, on administra 1 gr. 50 de quinine, et le coefficient urotoxique, qui était de 0,274, atteignit le chiffre de 1 gr. 276. La quinine dans l'impaludisme, agit donc en favorisant à son maximum la dépuration urinaire, en faisant éliminer par le rein une quantité considérable des poisons qui altéraient l'organisme.

Dans la fièvre typhoïde non traitée par les bains froids, le coefficient urotoxique est environ le double du coefficient normal. Sous l'influence des bains froids, ce coefficient devient cinq à six fois plus grand. (Roque et Weill).

Nous devons résumer rapidement ce chapitre de pathogénie afin d'en avoir une vue d'ensemble et d'en tirer des conclusions au point de vue de la thérapeutique des bains froids.

Un agent pathogène est entré dans notre organisme. Selon que les germes ont pénétré par telle ou telle voie, selon leur quantité, leur qualité, leurs associations, selon aussi la résistance du sujet auquel ils s'attaquent, ils seront plus ou moins virulents. L'axe cérébro-spinal réagira le premier à l'action des toxines ; par ses centres caloriques, par ses attributs vaso-moteurs, il tiendra la fièvre sous sa dépendance ; par son action sur les glandes, sur les sécrétions, il jouera un rôle important dans l'élimination des poisons.

La lutte des cellules contre les microbes va s'engager : il se produira des poisons chimiques (auto-intoxication) qui ne seront plus assez solubles pour être éliminés.

Que l'infection fasse un pas de plus, et le rein va se fermer, soit qu'il soit atteint de glomérulite, ou de néphrite, ou que ses conduits soient réellement obstrués par la migration des microbes.

Alors, les poisons, retenus dans l'organisme, font apparaître tous les grands symptômes des états typhoïdes, leur destruction par le foie, ou leur élimination par la peau ou les poumons n'étant point suffisantes pour suppléer à la fermeture du principal émonctoire, le rein.

On doit déduire de ces notions pathogéniques, qu'en présence de tels symptômes, la première indication pour le clinicien est, non point d'abaisser la fièvre, non point de calmer le système nerveux, mais d'ouvrir le rein, de faciliter l'élimination des poisons. Alors les symptômes s'amendent d'eux-mêmes, puisque leur cause, qui est la rétention de ces poisons dans l'organisme, aura disparu.

Si nous démontrons que l'action de l'eau froide favorise à un haut degré la dépuration du sang, en augmentant les oxydations, en relevant la pression sanguine, en ouvrant largement le rein — et qu'elle produit une diurèse abondante, capable d'entraîner au dehors les poisons retenus dans l'organisme, nous aurons démontré, par cela même, que la médication réfrigérante constitue la plus légitime et la plus scientifique des méthodes de traitement.

CHAPITRE IV

ACTION DES BAINS FROIDS

Sommaire : 1° *Sur les fonctions rénales.* Le bain froid est un diurétique puissant : il produit une diurèse hâtive et abondante : 3, 4, 6, 7 litres d'urine en vingt-quatre heures. A cette diurèse correspond une décharge d'urée et une décharge urotoxique : travaux de Vinay et de Roque et Weill. — 2° *Sur la température fébrile.* Dans le bain le malade défend sa fièvre et la température prise dans le rectum a tendance à monter un peu. Le frisson, voulu et cherché, indique que la fièvre est vaincue. Il ne faut prendre la température qu'un quart d'heure après le bain pour constater son abaissement : 1°, 1° 1/2. — 3° *Sur les troubles circulatoires, nerveux, digestifs ; le sang, la nutrition.* Le cœur reprend son énergie ; le pouls redevient normal et régulier. La céphalalgie, le délire cessent ; la stupeur, l'adynamie disparaissent. La langue est humide. Les mouvements respiratoires sont profonds et réguliers. Bon fonctionnement de la peau. Convalescence très courte et reprise des forces particulièrement rapide (1).

L'action thérapeutique du bain froid n'est pas une. C'est un diurétique de premier ordre ; un antithermique et un tonique puissant. Il n'est plus permis de croire aujourd'hui que la réfrigération n'agit qu'en abaissant les températures

____

(1) Il semble intéressant de jeter un coup d'œil rapide sur les autres médicaments généralement employés contre les symptômes graves. Nous ferons remarquer qu'en général ils ne répondent qu'à une seule indication, et combien ils sont difficilement éliminables par un rein déjà malade. Les *purgatifs* irritent l'intestin : ils prédisposent à la perforation dans la fièvre typhoïde ; ils ne doivent être donnés qu'aux malades constipés (Juhel-Renoy). La *quinine*, pour qu'elle agisse, doit être donnée à hautes doses, 1 gr. 50 ou 2 grammes par jour ; elle devient alors toxique pour le cœur et les centres

fébriles : certains auteurs n'accordent même qu'une importance secondaire à son rôle d'antithermique, l'hyperthermie n'étant qu'un des effets de l'intoxication. Pour nous, nous croyons que la principale action du bain froid, celle qui prime toutes les autres et qui sauve le malade, c'est d'ouvrir le rein, et de permettre l'élimination des poisons. Mais ce serait une erreur de nier l'action antithermique, stimulante et névrosthénique du froid : la vérité semble être que tous ces effets salutaires se mêlent et se combinent pour tendre vers un but commun : la guérison.

Action des bains froids sur les fonctions rénales

Pour bien comprendre cette action du froid sur les reins, il importe de faire le parallèle quantitatif et qualitatif des urines avant et après le traitement.

---

nerveux (A. Robin). L'*antipyrine*, comme d'ailleurs tous les antipyrétiques, est dangereuse en ce qu'elle donne une fausse sécurité au médecin, la fièvre qu'elle abaisse, n'étant qu'un des symptômes de l'infection. Elle diminue le taux des urines et s'oppose aux éliminations. (Glénard et Bouveret). L'*antifébrine* a des effets analogues, et produit la destruction des globules rouges (Lépine). L'action des *antiseptiques* est plus que douteuse : elle semble inutile (Juhel-Renoy). Quelques antiseptiques sont même dangereux : la naphtaline produit l'albuminurie (Götze) ; les mercuriaux dépriment les forces du malade. (Juhel-Renoy.) L'*acide benzoïque*, que préconise A. Robin comme vecteur des produits toxiques qu'il solubilise, a le grave inconvénient de ne pouvoir être donné quand le rein est atteint (Robin). Or le rein est presque toujours plus ou moins malade dans les états graves. Restent donc les *toniques* (alcool, toniques du cœur ; spartéine, etc.), sur l'utilité desquels tout le monde s'accorde dans les cas adynamiques. Tous ces médicaments ne répondent donc qu'à des indications limitées ; ils peuvent devenir dangereux pour le cœur, le rein, etc., Aucun ne produit la diurèse : nous verrons ce qu'il faut penser de la *digitale*. Le bain froid, au contraire, répond à toutes les indications en ménageant l'intégrité des organes. Pour plus de détails, voir le livre de M. Juhel-Rénoy « Traitement de la fièvre typhoïde ».

Avant le traitement, *les urines sont rares pendant la période d'état, et cela d'autant plus que l'infection est plus grave.* Ces urines sont troubles, foncées, très denses : leur densité oscille entre 1020 et 1030 : elle est quelquefois montée plus haut (1033,5 : A. Robin). Elles renferment presque toujours de l'albumine, sérine et globuline. et quelquefois de l'indican. leur quantité, dans les vingt-quatre heures, varie entre quelques centaines de centimètres cubes, et 1300 cc. Ce sont ces chiffres que l'on trouve dans toutes les observations de scarlatine, de rougeole, de pneumonie, d'érysipèle typhoïde ; ce sont aussi ceux que donne M. A. Robin dans son essai d'urologie de la dothiénentérie.

La quantité d'urée fabriquée et émise dans les vingt-quatre heures est toujours diminuée à la période d'état. Les récentes recherches de M. A. Robin ont montré que, dans la fièvre typhoïde, par exemple, le taux peut tomber de 28 gr., chiffre normal, à 25, et même moins : ce taux se relèvera au moment de la convalescence. Quant au coefficient urotoxique, nous avons montré qu'il est quelquefois diminué, dans d'autres circonstances légèrement augmenté, mais qu'il est toujours très inférieur à ce qu'il sera au moment de la décharge urinaire qui annonce la guérison. — Les urines critiques de la convalescence, au contraire, sont pâles, abondantes, peu denses (1010 environ) ; l'urée est abondante. A moins de lésions constituées de néphrite, elles ne contiennent plus d'albumine. Elles entraînent avec elles un nombre considérable de produits toxiques. Il est à remarquer que cette décharge urinaire ne se montre qu'à la période de déclin, au moment où la fièvre tombe ou est tombée ; elle a lieu tardivement et annonce la fin de la maladie ; elle ne se produit jamais à la période d'état,

Voyons, maintenant, quels sont les caractères des urines des malades traités par les bains froids.

L'effet le plus remarquable de la méthode réfrigérante est de *hâter singulièrement l'apparition des urines critiques.* C'est ici, à la période d'état, en pleine fièvre, et non plus à la période de déclin, qu'a lieu cette diurèse abondante et précoce. Si on jette les yeux sur les tracés de la courbe des urines qui accompagnent ces pages, on constatera que la quantité des urines émises dans les vingt-quatre heures, et recueillies avec soin dans un bocal gradué, augmente dès les premiers bains ; cette quantité croît régulièrement chaque jour, et atteint un chiffre quelquefois *remarquable* pendant la convalescence. Ces urines possèdent tous les caractères des urines critiques de la convalescence. Dans quelques cas il a suffi d'un nombre très restreint de bains pour produire cette décharge urinaire : deux bains, par exemple, dans une de nos observations de rougeole. (Obs. XVI.) Dans d'autres circonstances, tenant évidemment à la ténacité et à la gravité de l'infection, il a fallu deux jours, trois jours, quatre jours et plus d'un traitement régulier et bien conduit pour produire les mêmes résultats. Nos tracés sont caractéristiques à ce point de vue. Voici, par exemple, un tracé de la courbe des urines dans un cas de fièvre typhoïde (fig. 1).

La malade dont il s'agit entre le 30 juillet à l'hôpital ; elle urinait à peine ; on la met aux bains froids ; le 31, elle urine déjà 1.500 grammes ; le 2 août, elle dépasse 2.000 grammes ; ce jour-là sa température est de 40° 1/2 ; le 4, la quantité d'urine rendue est de 3 litres, et la température de 40°3 ; le 8, urines 4 litres ; température 39° 1/2. (Obs. I.)

Ce second tracé appartient à une scarlatine typhoïde.

Ce malade, W..., âgé de 23 ans, entre le 13 juin à l'hôpital :

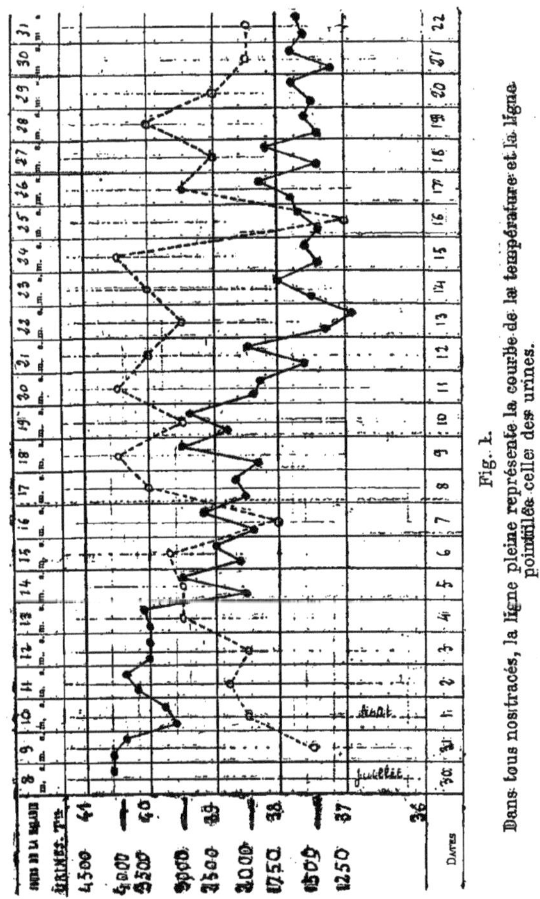

Fig. 1.

Dans tous nos tracés, la ligne pleine représente la courbe de la température et la ligne pointillée celle des urines.

la quantité d'urines émises en vingt-quatre heures est d'environ 750 grammes : on prescrit les bains froids. Le 17, la

quantité s'élève à 1.150 grammes, la température étant encore
de 39°6 ; le 18, on note 2.000 grammes d'urines, avec une
température de 39°2. (Obs. XXI).

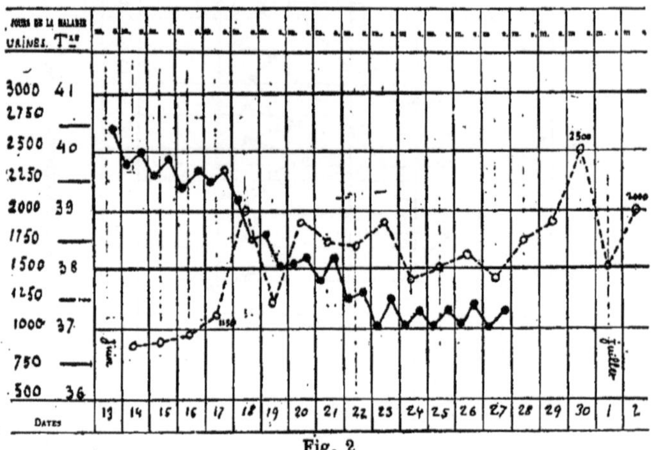

Fig. 2

Voici, enfin, un tracé appartenant à un malade atteint d'un
érysipèle grave (fig. 3).

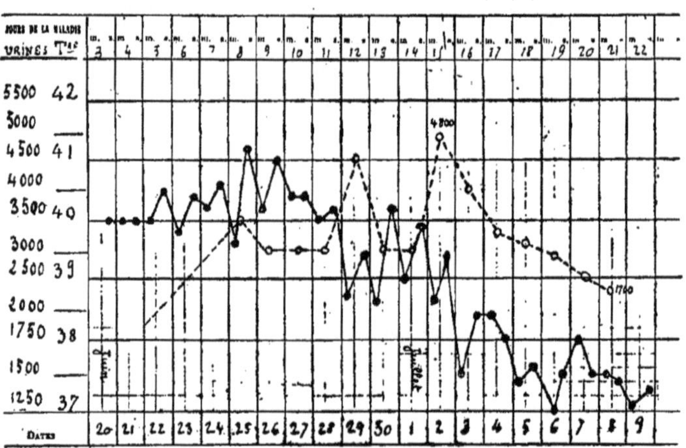

Fig. 3

Le malade dont il s'agit entre à l'hôpital le 20 juin ; les urines étaient peu abondantes. Sous l'influence des bains froids, leur quantité s'élève peu à peu : le 25, elle atteint 3 litres 1/2, la température maxima du jour étant de 40°1 ; le 29, elle dépasse 4.500, la température étant encore de 39° 1/2. (Obs. XXXVII).

Nous pouvons multiplier les exemples, les résultats sont toujours les mêmes.

Il suffira de jeter un coup d'œil sur nos tracés pour constater combien cette *polyurie est précoce, abondante et durable*. On remarquera aussi qu'elle ne s'accompagne pas forcément d'une chute de la température, ce qui prouve bien que ce n'est pas la diminution de la fièvre qui permet à la crise urinaire de se faire. De plus, il est facile de constater, par la lecture des observations que c'est dans la fièvre typhoïde que cette polyurie atteint son expression la plus nette et la plus complète. Il n'est pas rare de voir, dans la dothiénentérie traitée par les bains froids, la polyurie atteindre 4.000 cc. ; 5.000 cc. Dans une observation de Tripier et de Bouveret, elle a dépassé 7 litres en vingt-quatre heures.

« J'ai montré, dit M. Vinay, que le bain froid agit d'une façon étonnante sur la sécrétion urinaire. Cette sécrétion urinaire, malgré des températures de 40° et au-delà, s'élève parfois à des quantités qu'on ne soupçonnait guère, 6 à 7 litres en vingt-quatre heures. Cette coïncidence d'une pareille polyurie avec des températures élevées donne son *cachet original* au traitement hydrothérapique de la fièvre typhoïde. »

Dans les formes typhoïdes de la rougeole, de la scarlatine, de l'érysipèle, de la pneumonie, etc., etc., la balnéation produit aussi une remarquable diurèse, précoce et durable, mais jamais aussi abondante que dans la dothiénentérie. Elle atteindra 2.000 cc.; 4.000 cc., quelquefois plus, mais rarement, 5, 6 et 7 litres comme dans la fièvre typhoïde.

Au point de vue du pronostic, cette polyurie a une importance considérable : la maladie sera d'autant plus grave, que cette polyurie se sera fait attendre plus longtemps (1).

M. le professeur Dieulafoy insiste beaucoup sur la valeur pronostique de la quantité d'urine émise : dès qu'un typhique urine de 1.200 à 1.500 grammes d'urine, dit-il, il peut être considéré comme sauvé.

L'analyse de ses urines donnent les résultats suivants :

En général, dans les états fébriles, l'urée augmente de quantité au début, diminue à la période d'état, et augmente de nouveau au moment de la convalescence. M. Vinay a fait des recherches pour constater ce que devient l'urée dans la dothiénentérie traitée par les bains froids. Il est arrivé aux conclusions suivantes : sous l'influence de la réfrigération, il se fait une véritable *décharge d'urée*. La quantité d'urée émise en vingt-quatre heures atteint généralement son maximum avant que la quantité des urines émises dans le même temps n'ait atteint le sien. La quantité de chlorures rejetée est remarquable. M. Vinay démontre ce fait par les observations suivantes :

OBS. I. — 30 ans. Fièvre typhoïde (cardiopathe).

Jours.	Bains.	Urines en c.c.	Urée en gr.	Chlorures.
7e............	0	700	14	
8e............	0	600	13.65	
9e............	8	650	21.45	
10e............	6	1.700	*30.90*	
11e............	5	*2.100*	29.40	
12e............	4	1.100	29.25	
13e............	5	1.550	19.35	

(1) Voir la thèse de Diniz, Paris, 1893, sur l'importance de la polyurie dans la dothiénentérie.

OBS. II. — 20 ans. Fièvre typhoïde.

Jours.	Bains.	Urines en c.c.	Urée en gr.	Chlorures.
11e	0	1.160	14.50	7.77
12e	5	1.700	18.27	7.48
13e	5	3.700	21.27	15.98
14e	4	3.600	25.20	15.84
15e	4	3.400	18.70	18.36

OBS. III.

Jours.	Bains.	Urines en c.c.	Urée en gr.	Chlorures.
13e	0	1.000	13.05	—
14e	8	2.500	33.25	19.00
15e	5	3.950	34.50	11.85
17e	7	5.100	24.22	13.26
19e	7	7.200	15.12	18.14

Ces trois observations démontrent bien que la quantité d'urée, sous l'influence des bains froids, va en augmentant, et atteint son maximum, pour diminuer ensuite ; elles établissent en outre que les oxydations sont augmentées par le traitement hydrothérapique (1).

Les urines, nous l'avons vu, sont presque toujours, sinon toujours, albumineuses à la période d'état. Sous l'influence de la réfrigération, on voit, de jour en jour, l'albumine diminuer. L'albumine légère, fébrile, du début, disparaît très rapidement. L'albumine en grande quantité, qui forme un véritable culot au fond du verre à expérience, est plus tenace ; mais elle diminue peu à peu. Plus *l'albumine est tenace, plus le pronostic de la maladie doit être réservé.*

(1) Le défaut d'oxydation augmente, dans le sang, la quantité des principes extractifs. — D'après Gaucher (Soc. méd. des hôp., 1888) on peut rendre un cobaye albuminurique et le faire mourir avec les lésions du gros rein blanc en lui injectant sous la peau des solutions aqueuses de créatine, leucine, tyrosine, créatinine, xanthine, hypoxanthine. — Or, le bain augmentant les oxydations a pour effet de transformer ces extractifs en urée facilement éliminable.

Cette quantité considérable d'urines entraîne avec elles les poisons qui étaient retenus dans la circulation. Il nous paraît intéressant et utile d'insister de nouveau sur l'importance de ce fait ; à ce point de vue, la diurèse hâtive produite par les bains froids ne le cède en rien à la diurèse tardive qui se produit naturellement au moment de la convalescence des fièvres. La quantité des poisons rejetés au dehors par la décharge urinaire est si considérable que le coefficient urotoxique de ces urines est deux à trois plus grand qu'il ne l'était avant que le malade ne fût soumis à la méthode réfrigérante. Les expériences de MM. Roque et Weill sont démonstratives à cet égard, et nous ne pouvons mieux faire que de résumer l'intéressant travail de ces auteurs.

MM. Roque et Weill étudient d'abord le coefficient urotoxique d'un dothiénentérique qui refusa de prendre des bains, et qui ne fut traité que par le repos au lit et la diète. La maladie évolua en cinq semaines. Voici le tableau représentant les chiffres obtenus à chaque expérience :

Dates.	Quantité des urines.	Coefficient urotoxique.
13 novembre........	1.100	0,560
16 —	900	0,650
18 —	1.100	0,652
21 —	1.000	0,768
25 —	1.100	0,650
28 —	1.200	0,704
30 —	1.000	0,650
1er décembre......	1.000	0,805
4 —	1.000	0,754
7 —	1.000	0,810
10 —	1.600	0,748
13 —	1.800	0,862
16 —	1.500	0,870
19 —	1.400	0,809
20 —	1.300	0,800

La malade revue un mois après sa sortie de l'hôpital, alors que sa santé semblait parfaite, avait encore un coefficient de 0,542, supérieur, on le voit, au coefficient normal 0,363.

Dans une seconde série d'expériences, MM. Roque et Weill cherchent le coefficient urotoxique de quatre malades soumis à la méthode de Brand.

Premier malade :

Dates.	Quantité des urines.	Quantité des boissons.	Coefficient urotoxique.
12 novembre.......	700	500	0,833
14 —	2.000	800	1,450
15 —	1.000	600	0,650
19 —	1.200	1.600	1,780
22 —	2.200	2.500	2,150
27 —	3.400	2.500	1,875
1er décembre......	1.500	2.500	1,038
3 —	1.800	2.500	0,509
7 —	1.700	1.000	0,666

Deuxième malade :

Dates.	Quantité des urines.	Quantité des boissons.	Coefficient urotoxique.
12 novembre.......	500	2.000	0,861
16 —	2.000	1.300	0,930
17 —	1.100	2.000	1,150
19 —	1.600	2.200	1,760
22 —	2.300	3.000	0,668
27 —	2.600	3.000	1,453
1er décembre...,..	2.750	1.500	2,581
3 —	3.000	2.000	1.325
7 —	1.200	1.000	0,450

Troisième malade :

Dates	Quantité des urines	Coefficient urotoxique
19 novembre......	500	0,423
22 —	2.200	0,623
27 —	1.800	0,729
3 décembre.......	1.800	0,366
6 —	1.600	0,542
11 —	1.600	0,350

Quatrième malade :

Dates.	Quantité des urines.	Quantité des boissons.	Coefficient urotoxique.
12 novembre........	1.800	1.200	0,745
14 —	3.700	1.700	0,522
16 —	2.700	2.000	1,030
19 —	2.300	2.000	1,400
22 —	3.200	2.000	1,976
27 —	3.200	2.500	1,960
3 décembre.......	3.900	2.000	0,850
7 —	3.200	2.000	0,350

Si on jette un coup d'œil d'ensemble sur les courbes urotoxiques
de ces malades, on voit qu'elles reproduisent sensiblement la courbe
thermique d'une dothiénentérie : période ascendante qui se fait lentement, progressivement; période stationnaire, en plateau; période
ascendante reproduisant, en sens inverse, la première. Toute inter-
ruption dans la continuité de l'ascension de la courbe urotoxique
dans la première période des dothiénentéries traitées par les bains
froids, semble indiquer une complication ou une aggravation de

maladie (premier malade, le 15 novembre, congestion pulmonaire intense ; deuxième malade, 21 novembre, angine pultacée avec éruption d'érythème noueux autour des articulations).

Si on examine les chiffres des coefficients urotoxiques, on les voit, pendant toute la durée de la maladie, se tenir toujours au-dessus du chiffre normal 0,360

Les maxima ont été :

2,150 (obs. I) soit environ 6 fois le chiffre normal.

2,581 (obs. II) soit 7 fois le chiffre normal.

0,729 (obs. III) soit 2 fois le chiffre normal,

1,976 (obs. IV) soit 5 fois le chiffre normal.

Si on prend la moyenne des coefficients urotoxiques d'un même typhique pendant toute la durée de la maladie, on arrive aux chiffres suivants :

1,217 (obs. I) coefficient normal à 0,363,

1,242 (obs. II)   —

0,500 (obs. III)   —

1,024 (obs. IV)   —

En d'autres termes, si on excepte l'observation III où la forme a été très légère, où on a donné seulement 22 bains, nous voyons que la quantité totale des poisons éliminés dans une dothiénentérie baignée est à celle qu'éliminerait un homme bien portant comme 3,3 ; 3,4 ; et 2,9 sont à 1.

MM. Roque et Weill tirent de ces faits les conclusions suivantes :

Pour la fièvre typhoïde traitée par les bains froids :

1° Les coefficients urotoxiques augmentent dès le début de la balnéation ; cette période d'augment dure tant que les températures sont assez élevées pour nécessiter l'emploi des bains toutes les trois heures. La période ascendante de la courbe urotoxique correspond ainsi aux deux premiers stades thermiques, stade des oscillations ascendantes, et stade des oscillations stationnaires ;

2° L'augmentation du coefficient urotoxique arrive à donner cinq et six fois le chiffre du coefficient normal ;

3° La courbe urotoxique reste stationnaire dès que le malade commence à sauter des bains sans les interrompre tout à fait ;

4° La courbe descend régulièrement dès que les bains sont supprimés ; et quand l'apyrexie est complète, que la convalescence commence, le coefficient urotoxique est normal. *Toutes les toxines ont été éliminées au fur et à mesure de leur production ; il ne reste pas de résidu à rejeter ;*

5° Cette courbe de toxicité est altérée dans sa régularité par toute aggravation de la maladie, par toute complication quelle que soit sa nature ;

6° Dans la fièvre typhoïde traitée par les bains froids tout comme dans la maladie abandonnée à elle-même, l'élimination des toxines n'a aucun rapport avec le chiffre des urines émises : la polyurie n'entraîne pas l'hypertoxicité.

Les auteurs citent encore deux observations de dothiénentérie traitées par l'antipyrine ; dans ces deux observations, le coefficient urotoxique est tombé très bas : 0.192 dans l'obs. I ; 0,098 dans l'obs. II. Mais dans la convalescence qui a été longue et traînante, il s'est produit de brusques décharges de toxines, alors que les malades semblaient guéris. En un mot, la maladie se fait en deux temps, et son issue n'est définitive qu'après le rejet des toxines, au dixième ou quinzième jour de la convalescence.

« Si nous rapprochons alors (disent MM. Roque et Weill) les résultats obtenus chez les typhiques non soignés, chez les typhiques baignés, et chez ceux qui ont été traités par l'antipyrine, voici les conclusions générales qui peuvent être tirées de notre travail :

1° Dans la fièvre typhoïde abandonnée à elle-même, les produits toxiques fabriqués par le bacille et l'organisme s'éliminent en partie pendant la durée de la maladie. Le coefficient urotoxique est double du coefficient normal. Mais cette élimination est incomplète, aussi s'achève-t-elle pendant la convalescence où l'hypertoxicité urinaire subsiste quatre ou cinq semaines après la cessation de la fièvre ;

2° Dans la fièvre typhoïde traitée par les bains froids l'élimination des produits toxiques est énorme dans la période d'état de la maladie. Le coefficient urotoxique devient cinq à six fois plus considérable qu'à l'état normal. Cette hypertoxicité décroit à mesure que les symptômes généraux s'amendent et que la température diminue, si bien que l'apyrexie et la convalescence survenant, l'élimination des toxines est terminée, et le coefficient redevient normal ;

3° Dans la fièvre typhoïde traitée par l'antipyrine, l'élimination des produits toxiques est nulle tant que dure la maladie et l'usage du médicament ; les coefficients sont même tombés au-dessous de la normale. Mais dans le cours de la convalescence la décharge des toxiques se fait/ brusquemeut à dose massive pendant une durée de cinq à sept jours (1) ».

Nous nous sommes volontairement étendu sur cet intéressant travail qui jette une lumière si vive sur le mode d'action des bains froids. Il n'est pas douteux que des phénomènes analogues à ceux observés dans la dothiénentérie ne se passent dans tous les états typhoïdes. Dans les varioles, les scarlatines, les pneumonies typhoïdes, les symptômes généraux sont les mêmes que dans la dothiénentérie ; les effets des bains froids, dans ces états graves, sont absolument semblables à ceux observés chez les typhiques traités par la méthode de Brand. Il est donc logique d'admettre que les phénomènes intimes de la guérison doivent être identiques ; il s'agit toujours d'une énorme élimination de poisons sous l'influence de l'immersion froide.

Il est à remarquer que cette élimination se fait pendant toute la durée de la maladie, et qu'elle est terminée quand vient l'apyrexie. Ce fait est d'une extrême importance. Il explique pourquoi une dothiénentérie traitée par la méthode de Brand a une durée moins longue que laissée à elle-même, ou traitée par les autres méthodes ; pourquoi les complications sont moins nombreuses et moins graves ; pourquoi la convalescence est courte et exempte d'accidents ; pourquoi enfin le convalescent, débarrassé de ses toxiques, reprend si rapidement ses forces.

MM. Roque et Weill avancent que l'élimination des toxines n'a aucun rapport avec la quantité d'urines émises. Evidem-

____

(1) Revue de médecine, 1890.

Faure-Miller.   5

ment la polyurie n'entraîne pas *forcément* la toxicité : pendant la période de convalescence, les typhiques qui ont été baignés ont quelquefois une polyurie intense et cependant leur coefficient urotoxique est normal. Il peut donc y avoir polyurie sans hypertoxicité. Mais ce qu'il est permis d'affirmer, c'est que *la polyurie qui survient à la période d'état d'une dothiénentérie sous l'influence des bains froids s'accompagne toujours d'hypertoxicité des urines* ; cette toxicité variera en plus ou moins, sous de multiples conditions : état du malade, complications, nombre et degré de température des bains, etc., etc. Ne se passe-t-il pas des phénomènes analogues dans la polyurie tardive, naturelle, critique de la défervescence des fièvres ? Il n'est pas possible d'établir une échelle fixe entre la quantité des urines et celle des toxines éliminées ; mais, dans les conditions que nous étudions, qui dit polyurie dit élimination de poisons.

Ces faits expliquent qu'on ait pu dire que « le rein est la clef du pronostic » dans les états graves ; pourquoi on a toutes les chances de voir guérir un malade qui se met à uriner beaucoup. Là, véritablement, se révèle toute la supériorité de la réfrigération sur les autres méthodes de traitement. Le bain froid est un diurétique puissant ; il facilite au suprême degré l'élimination des poisons de l'économie. Il a, de plus, un avantage énorme sur les médicaments diurétiques, tels que la digitale que préconisent certains auteurs (Wunderlich, Murchison, Hirtz, de Strasbourg) : c'est qu'il constitue un *traitement externe* ; il ne fatigue pas le cœur et ménage l'intégrité du rein. Chacun sait que la digitale — puisque nous avons parlé d'elle — peut provoquer des vomissements, des nausées, des troubles gastriques, de la prostration ; donnée longtemps, elle affaiblit le cœur ; de plus, elle peut s'emmagasiner chez des malades, dont les reins congestionnés ou altérés sont, par cela même, moins aptés à remplir léurs fonctions éliminatrices. Il n'y a qu'un diurétique qu'il soit permis de dönner dans les états typhoïdes; c'est le *lait*, qui constitue en même temps un aliment de premier ordre.

Quelle est la cause de cette polyurie intense chez les malades traités par la méthode des bains froids ?

Il est certain que cela ne dépend pas uniquement, comme le croyait Brand, de l'abaissement de la température fébrile. Parmi les faits qui militent contre l'opinion du médecin allemand, nous trouvons les deux arguments suivants. D'abord, comme nous l'avons établi, la polyurie se produit à un moment où la température est loin d'être abaissée ; et ensuite, elle se produit dans les infections à forme typhoïde chez lesquelles la température se maintient relativement basse. — L'action du froid est plus complexe ; il est probable que la cause de la polyurie réside dans les modifications qu'elle apporte dans la circulation en général, dans *l'augmentation de la pression sanguine*, et dans *l'excitation brusque et intense du système nerveux sensitif*. Il s'agirait, dans ce dernier cas, d'un réflexe dont le point de départ serait dans les extrémités nerveuses de la peau et qui aurait un retentissement sur l'innervation vaso-motrice du rein.

Action des bains froids sur la température fébrile (1).

Le bain froid est un *antithermique* puissant ; il fait perdre au fébricitant un certain nombre de calories. Liebermester a démontré qu'un fébricitant plongé dans un bain à 22° perd 122 calories en cinq minutes, 192 en un quart d'heure et 342 en une demi-heure.

____

(1) La température doit toujours être prise dans le rectum.

Certains malades au sortir d'un bain, ont perdu 1, 1,5, 2 degrés de chaleur, (fig. 4), alors que d'autres n'ont perdu que quelques dixièmes seulement. De plus chez certains malades la fièvre est facilement vaincue ; très rapidement, après un jour, deux jours de traitement, les températures maxima

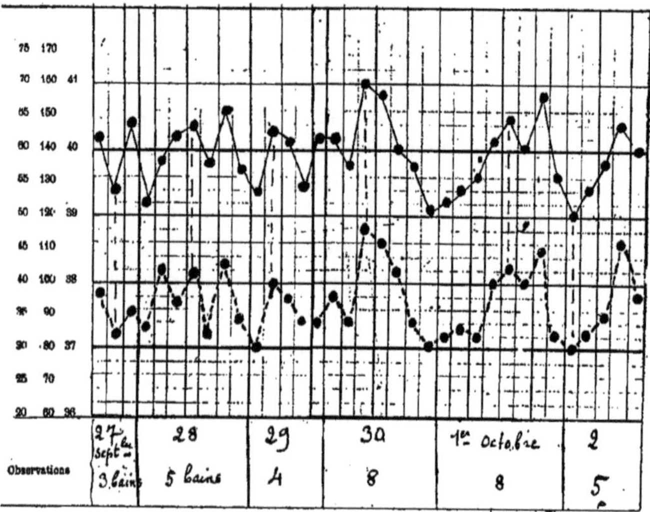

Fig. 4. — Fragment d'un tracé appartenant à une fièvre typhoïde grave ; la ligne supérieure, pleine, représente l'ensemble des températures (pendant 6 jours) prises avant le bain ; la ligne inférieure pointillée l'ensemble des températures prises une demi-heure après le bain.

ont notablement baissé ; les malades n'arrivent plus à 39° ; ils sautent des bains, et la courbe thermométrique dans son ensemble, suit une ligne régulièrement descendante. Chez d'autres, au contraire, il faut huit jours, dix jours de lutte contre la fièvre pour obtenir un résultat analogue.

Il importe donc d'examiner de plus près les modificatious

de la température chez les fébricitants traités par les bains froids.

En général, quand on plonge un malade dans un bain, on est surpris de constater que pendant la durée du bain, la température centrale, au lieu de diminuer, augmente de quelques dixièmes ; le thermomètre introduit dans le rectum indique cette élévation. C'est que le malade *défend sa fièvre* : l'organisme, en effet, est incité à une plus grande production de chaleur pour remplacer le calorique soustrait par l'immersion froide. Telle est, du moins l'explication que Liebermester donne de ce phénomène (1). Il y a donc là une période de lutte ; lorsque le frisson paraît, cela indique que la fièvre est vaincue. *Il est donc nécessaire que le malade frissonne dans son bain si on veut obtenir une réfrigération prolongée et utile :* un malade qui ne frissonne pas ne bénéficie de la réfrigération que dans d'étroites limites (Juhel-Renoy).

Alors la température va baisser ; en général, ce n'est que lorsque le malade est sorti du bain que cet abaisssement se produit ; il se continue vingt minutes, une demi-heure, une heure, quelquefois plus, après que le malade est rapporté dans son lit. Lorsque la température a atteint son minimum, il se produit une *période de repos, de calme,* plus ou moins longue selon l'intensité de la fièvre. Puis celle-ci reprend le dessus ; elle remonte, jusqu'à ce qu'un nouveau bain soit donné.

De ces faits on peut tirer quelques conclusions pratiques.

Si le malade défend énergiquement sa fièvre, si la température, pendant le bain, augmente notablement, si elle ne cède pas à la réfrigération, si, à la sortie du bain, il n'y a point

---

(1) Liebermester. Pathologie de la fièvre.

d'abaissement sensible, il faut *corser le traitement* (Chauffard); il faut non plus donner les bains à 20°, mais à 15° et même à 12°.

Si au contraire la fièvre cède rapidement, si la période de calme, de rémission est longue, et dure cinq heures, neuf heures, par exemple, le malade sautera des bains. Ici, nous prenons toujours comme type la méthode de Brand; bain de 18 à 20°, toutes les trois heures, lorsque la température atteindra 39° centigrades.

Mais si cette période de rémission est très courte, ce n'est plus toutes les trois heures, mais toutes les deux heures, toutes les heures et demie qu'il faudra remettre le malade dans son bain.

On voit de suite quel bénéfice le malade pourra retirer de la réfrigération, au point de vue de sa fièvre. Tel malade qui aurait eu 40° pendant vingt-quatre heures, se maintiendra au-dessous de 39° pendant huit heures, dix heures, seize heures chiffre que l'on obtient en additionnant les périodes de rémission intercalaires à deux bains.

Dans quelques cas, après le bain, la température est tombée de 3° 1/2, 4°. C'est ordinairement un signe considéré comme fâcheux, parce que cet abaissement considérable décèle assez souvent un affaiblissement du cœur, ou la myocardite.

Quels sont donc les états dans lesquels un malade défend plus ou moins vigoureusement sa fièvre, et qui font que l'abaissement de la température est plus ou moins considérable après le bain?

L'abaissement thermique est très prononcé chez l'*enfant* : il peut même aller jusqu'au collapsus. — Au contraire les *femmes*, les gens *obèses*, offrent de la résistance à la réfrigération. — Cette résistance sera d'autant plus grande que la forme de la maladie sera plus grave. Une fièvre à son début, cèdera moins vite qu'à une époque plus avancée.

Un bain très froid opère plus énergiquement la soustraction de la chaleur fébrile.

Enfin, nous avons déjà indiqué que, si on veut que le bain agisse, il faut attendre le frisson. Alors seulement se fera sentir un abaissement durable de la température.

Dans les formes intenses, il faut laisser le malade frissonner quelques minutes avant de le retirer du bain : l'effet antithermique sera plus prononcé et surtout plus durable.

Action des bains froids sur les troubles circulatoires, les troubles nerveux, respiratoires, digestifs, la peau, la nutrition, le sang.

Le bain froid est un tonique du cœur et des vaisseaux. Par son action sur les nerfs de la peau et sur l'innervation du *cœur*, il relève l'énergie de l'organe ; de là une réelle supériorité sur les bains tièdes.

Après un nombre plus ou moins considérable de bains, on constate que les bruits du cœur sont nets, mieux frappés ; le rythme normal reparaît ; il n'y a plus d'intermittences.

Le *pouls* reflète fidèlement ce qui se passe du côté du cœur. Immédiatement au sortir du bain, le nombre des pulsations est légèrement augmenté ; mais dix minutes, un quart d'heure après, on compte six, dix, vingt pulsations de moins qu'avant le bain. Nous avons vu que la température augmente généralement dans le bain, et que l'abaissement thermique ne se fait sentir que plusieurs minutes après la sortie du bain : il se passe donc là, pour la fièvre et le nombre des pulsations cardiaques, un phénomène sensiblement analogue. Cependant dans certaines circonstances dénotant généralement un état grave, la fièvre cède à la réfrigération, bien que le pouls reste précipité.

Une demi-heure après le bain, le pouls est beaucoup moins

ample et ne présente plus aucune trace de dicrotisme ; le tonus artériel a reparu ; puis à mesure qu'on s'éloigne du bain, son action tonique s'efface graduellement, si bien qu'au bout de trois heures le pouls a repris les caractères qu'il présentait avant l'immersion. Mais on gagne peu à peu du terrain, et à chaque nouveau bain le nombre des pulsations est trouvé moins considérable.

« Le bain froid augmente la *pression sanguine*. On accélère ainsi la circulation ; on diminue les chances de stase dans les organes, et cette action sur la vascularisation est de la plus haute importance pour certains viscères comme le rein, qui joue le rôle d'émonctoire, comme le foie qui arrête et détruit les poisons alcaloïdiques de l'organisme. Dans les autopsies de malades traités par l'eau froide, je relève des chiffres de 1.400, 1.500, 1.740 grammes comme poids du foie ; on ne trouve plus ces énormes viscères graisseux de 2 à 3.000 gr. qu'on rencontrait autrefois » (Vinay).

Ainsi, sous l'action tonique de l'eau froide, les pulsations sont moins nombreuses, plus régulières, plus nettes ; le dicrotisme disparaît. Les intermittences ne persistent que si elles sont l'indice d'une lésion de myocardite constituée.

— Le bain froid est un stimulant et un sédatif du *système nerveux* : il en est le véritable régulateur.

Grâce à l'action calmante, sédative de l'immersion froide, le délire, quelquefois violent, accompagné d'hallucinations, cesse, et, le plus souvent, rapidement. La céphalalgie si cruelle pour les malades, s'amende, la photophobie, les contractions musculaires disparaissent. Le malade plus calme, plus tranquille, retrouve le sommeil. Il revient à lui ; il s'intéresse à ce qui se passe autour de lui.

Mais le bain froid est surtout un puissant stimulant du système nerveux : il produit le réveil de l'activité cellulaire de l'axe cérébro-spinal. Il faut chercher les résultats du bain froid moins dans son action antithermique que dans le coup de fouet qu'il donne au système nerveux (Peter). Tous les auteurs qui se sont servis de la médication réfrigérante dans les états adynamiques sont unanimes à déclarer qu'il n'est pas de plus puissant moyen pour les combattre.

Ainsi, loin de craindre l'action de l'eau froide lorsqu'il y a adynamie prononcée, on la recherchera. Il n'est point de médicament qui produise aussi rapidement de semblables résultats. Nous pensons que l'on est toujours trop timide, surtout en face d'un état adynamique très accusé ; dans ces conditions, le « bain des moribonds » donne quelquefois des guérisons inespérées. Même dans les formes comateuses, tant que le malade respire, il faut lutter par l'eau froide et ne jamais désespérer de le sauver (Brand).

L'eau froide est donc un sthénique du système nerveux ; sous sa bienfaisante influence, la stupeur disparaît, l'intelligence renaît ; le faciès du malade n'a plus son cachet d'indifférence caractéristique. Suivant l'heureuse expression de M. Juhel-Renoy : « Le malade redevient vivant ».

— Le traitement hydrothérapique exerce une action des plus heureuses sur les *organes digestifs* des typhiques. Cette langue trémulente, recouverte de mucosités desséchées, change rapidement de caractères. La bouche se nettoie ; la langue devient humide ; le malade reprend du goût à ce qu'il boit, et la déglutition est moins douloureuse. Le foie se décongestionne ; les vomissements alimentaires ou bilieux ne se reproduisent plus ; des selles régulières remplacent la diarrhée ou la constipation. Cette amélioration des voies digestives n'est pas des moins importantes car elle permet d'alimenter le malade.

— De même que l'immersion froide a rendu les battements du cœur moins rapides et plus énergiques, de même elle rend les *mouvements respiratoires* plus réguliers, plus rares et plus profonds (1). La bronchite, la congestion pulmonaire, si fréquentes dans les états typhoïdes ne sont donc pas des contre-indications aux bains froids ; elles s'amendent au contraire rapidement par le traitement hydrothérapique. Le cœur ayant repris son énergie et sa vigueur, les pneumonies hypostatiques disparaissent pour ne plus se reproduire. « C'est dans les cas de bronchite, dit du Cazal, que les bains froids m'ont donné les résultats les plus inespérés et cela sans doute parce que la bronchite des typhiques n'a rien à voir avec la bronchite *a frigore*. C'est une bronchite paralytique. C'est en remédiant à cette paralysie par suite d'une action stimulante sur les nerfs cutanés que les bains agissent en pareil cas. Le fait est qu'après le bain le malade n'est plus cyanosé, respire mieux, se débarrasse par la toux des sécrétions qui encombrent ses bronches » (2).

Le bain froid n'engendre pas la pneumonie (Brand, Liebermester, Jurgensen, Glénard, Barth, Juhel-Renoy, etc.) Nous verrons plus loin qu'au contraire il les influence favorablement. Quant à la dyspnée *sine materia*, si pénible pour le malade et si effrayante par son caractère, il est rare qu'elle ne cède pas rapidement à l'heureuse action des bains froids.

---

(1) Voir le chapitre de la pneumonie.
(2) Du Cazal. Soc. méd. des Hôp.,1883.

— Un des avantages des bains est de maintenir la *peau* des malades dans un état de propreté constante. Elle devient souple, légèrement moite, de coloration normale. C'est une peau qui fonctionne. Les glandes *sécrètent* plus activement, et ajoutent leur action éliminatrice à celle du rein. La transpiration qui suit le bain froid peut quelquefois devenir très abondante.

— Si on veut bien se rapporter à ce que nous avons établi à propos de la toxicité des urines dans les infections graves, on comprendra aisément pourquoi, sous l'influence des bains froids, la *convalescence* est si courte, et pourquoi les *forces* reprennent si rapidement.

Des expériences ont été faites pour savoir ce qu'un dothiénentérique traité par les bains froids perd en poids pendant la durée de la maladie, et ce qu'il regagne ensuite. M. Vinay est arrivé aux conclusions suivantes : pendant la période de perte, le malade perd en vingt-quatre heures, 378 grammes ; pendant la période de gain, il gagne 526 grammes.

Vogl arrive aux mêmes résultats : 386 de perte, 550 de gain en vingt-quatre heures.

A ces chiffres, il ne semble pas inutile d'opposer le chiffre qui représente, dans les vingt-quatre heures, le gain des malades soignés par les autres méthodes : 280 grammes. Ce chiffre est donné par M. Cohin (1), un des élèves de M. Dujardin-Beaumetz.

— D'après les recherches récentes d'un médecin américain, J.-S. Billings (*Johns Hopkins Hospital Bulletin*, avril 1893),

---

(1) Cohin. Thèse de Paris, 1887.

le froid déterminerait une abondante production de globules blancs ; la phagocytose en est donc accrue. Il a fait l'analyse du sang, pris au lobule de l'oreille, dans vingt cas de fièvre typhoïde. Avant le bain, le nombre des globules blancs était de 7,724. Après un bain de 21° et d'une durée de vingt minutes, ce chiffre était monté à 13.170. Ces données cadrent bien avec ce qu'affirme Winternitz : que le bain froid produit la destruction des germes pathogènes. Elles jettent donc une certaine lumière sur la façon dont agit la réfrigération.

Nous résumons sous forme de tableau les modifications qu'apportent le bain froid dans les états typhoïdes.

TABLEAU

Avant le bain.   *Après le bain.*

Etat général et troubles nerveux.

Avant le bain	Après le bain
Stupeur.	L'intelligence renaît.
Affaissement.	L'affaissement disparaît.
Facies typhique.	Faciès normal.
Délire.	Plus de délire.
Céphalalgie.	Plus de céphalalgie.
Insomnie.	Sommeil réparateur.
Soubresauts des tendons.	Repos musculaire.

Urines.

Avant le bain	Après le bain
Rares, 200 c., 500 c., 700 c.	Polyurie : 2000 c., 4000 c., quelquefois 7 litres.
Foncées, colorées ; dépôts.	Claires : urines critiques hâtives.
Albumine plus ou moins abondante.	L'albumine disparaît.
Urée diminuée.	Urée augmentée.
C. urotoxique diminué (pneumonie) ou légèrement augmenté (dothiénentérie.)	Cinq à six fois plus élevé que normalement.

Avant le bain.   *Après le bain.*

Fièvre.

Généralement très élevée; 40°, 41°. Rémissions insignifiantes.

S'amende et donne au malade une période d'apyrexie plus ou moins longue dans les vingt-quatre heures.

Cœur. — Pouls.

Cœur : faiblesse, manque de force et d'énergie.
Bruits sourds.
Tachycardie.
Embryocardie.
Intermittences.
Pouls: précipité, misérable.
Dicrote.
Intermittent.

Reprend son énergie.
Bien frappés.
Reprise du rythme normal.
Disparition des intermittences.
Pouls normal.
Plus de dicrotisme ni d'intermittences.

Organes digestifs. — Respiration. — Peau.

Langue sèche. rôtie.
Vomissements; diarrhée.
Respiration : accélérée.
Bronchite.
hypostase.
Dyspnée *sine materia*
Peau: sèche, mauvais fonctionnement.

Humide.
Disparition.
Normale.
Disparition des accidents pulmonaires.

Moite: bon fonctionnement.

En résumé, le bain froid répond à toutes les indications cliniques, et s'appuie sur les notions pathogéniques les plus précises. Il trouve sa légitimité dans les résultats obtenus.

C'est avant tout un diurétique, mais c'est aussi un antithermique, un tonique et un stimulant de premier ordre.

Il favorise au plus haut degré l'élimination des poisons de l'organisme; il stimule le système nerveux; il tonifie le cœur et les vaisseaux; il abaisse la température.

A son action utile ne s'ajoute aucune action nuisible ; il ménage l'intégrité de l'estomac, des reins, du cœur. De là sa supériorité sur les médicaments préconisés contre les états graves.

Il constitue donc la médication de choix.

SECONDE PARTIE

De l'action des bains froids dans les maladies infectieuses prises en particulier.
Preuves cliniques.

CHAPITRE I

FIÈVRE TYPHOÏDE ET TYPHUS EXANTHÉMATIQUE

Sommaire. — Indications : Il faut baigner toutes les fièvres typhoïdes, et les baigner le plus tôt possible. — Contre-indications : les seules véritables sont la péritonite et la perforation intestinale dans la dothiénentérie. Avec la méthode de Brand, la durée de la dothiénentérie varie de vingt-huit à trente-deux jours et la convalescence se fait en huit à douze jours. — Statistiques ; elles donnent une mortalité de 4 à 6 0/0, au lien de 15 0/0, chiffre habituel. Les règles données par la dothiénentérie sont applicables au typhus exanthématique. — Observations et tracés.

C'est à propos de la fièvre typhoïde que l'action thérapeutique des bains froids a été le plus complètement étudiée.

Indications. — Les indications sont nettes et précises ; elles se réduisent à ces deux formules (Tripier et Bouveret):

1° **Il faut baigner le plus grand nombre des fièvres typhoïdes ;**

2° **Il faut les baigner dès le début et le plus tôt possible.**

a) *Première indication*. — C'est la formule de Brand; c'est aussi celle de tous ses disciples. Elle trouve sa légitimité dans ce fait : que les bains froids, loin d'amener les complications, les préviennent. Il ne faut donc pas attendre l'apparition des symptômes graves ; il faut aller à leur rencontre et les empêcher d'éclater. Faudra-t-il donc baigner une fièvre typhoïde légère, bénigne, qui semble vouloir guérir toute seule, une « typhoïdette » en un mot ? Brand répond sans hésitation : oui.

Les arguments de Brand, de l'École de Lyon, de MM. Juhel-Rénoy et Dieulafoy sont les suivants : le pronostic de la fièvre typhoïde est toujours incertain ; au cours de la dothiénentérie la plus bénigne en apparence peuvent éclater, tous les cliniciens le savent, des accidents de la plus haute gravité, mortels, tels que la péritonite et la perforation. Pourquoi donc refuser au malade une médication qui ne présente aucun danger par elle-même ?

Une typhoïdette traitée par les bains froids aura une marche plus sûre, une durée plus courte. N'y aurait-il, comme symptômes, que de l'insomnie, des douleurs des membres, de la céphalalgie, de la soif, de la sécheresse de la bouche, que les faire disparaître serait déjà rendre un grand service au malade. D'ailleurs, ces fièvres typhoïdes légères cèdent en général à un très petit nombre de bains, 11 bains, 15 bains, 30 bains. La médication est en général bien supportée, et tout se passe avec une admirable simplicité.

Le bain froid s'impose avec plus de rigueur encore dans les formes d'intensité moyenne ; ce serait une erreur de la réserver pour les formes très graves, avec délire violent, hyperpyrexie, stupeur profonde. Ne pas avoir recours à la méthode de Brand dans ces formes moyennes, c'est faire durer l'intoxication et la fièvre (1); c'est, par conséquent, ne pas s'opposer aux dégénérescences des viscères : foie, reins, à la paralysie du cœur, aux complications pulmonaires, à la perforation et à l'hémorrhagie intestinales, à la consomption fébrile, à l'adynamie croissante, toutes complications qui sont les causes les plus fréquentes de la mort dans la dothiénentérie.

b) *Deuxième indication.* — Le bain froid est un traitement prophylactique. L'excellence des résultats est donc en raison directe de la rapidité de l'intervention thérapeutique ; il faut baigner de bonne heure pour prévenir les complications. La mortalité est d'autant plus faible, les accidents sont d'autant plus rares que le traitement par les bains froids a été institué plus tôt.

Baigner dès le début, cela veut dire commencer le traitement du troisième au quatrième jour de la maladie, dès que l'on aura quelques raisons de soupçonner la dothiénentérie; on réussit alors presque à coup sûr (Brand, Glénard), et ce serait une erreur d'attendre l'apparition des taches rosées. Il ne faudrait pas croire cependant qu'il n'y a que les fièvres typhoïdes prises de si bonne heure qui guérissent; la majorité des statistiques portent sur des cas entrés à l'hôpital le septième, le dixième, le quinzième jour; et pourtant les résultats sont supérieurs à ceux fournis par les autres méthodes de traitement.

On a objecté qu'au troisième et quatrième jour le diagnostic est encore incertain, et qu'on s'expose à baigner toute

---

(1) M. le professeur Dieulafoy fait remarquer que depuis que la méthode des bains froids est appliquée dans son service de l'hôpital Necker, il n'a jamais observé la mort subite au cours de la fièvre typhoïde.

Faure-Miller.   6

autre maladie que la fièvre typhoïde. Cet argument est juste, mais la plupart des maladies qui, à cette époque, pourront être confondues avec la dothiénentérie, entrent dans le cadre des affections que nous étudierons plus loin, telles la scarlatine, la rougeole, certaines néphrites infectieuses, les fièvres gastriques, la fièvre pernicieuse, la pneumonie. Elles ne trouveront qu'avantages à l'administration des bains froids. Quant à la tuberculose aiguë, elle n'est pas aggravée par l'eau froide : d'ailleurs, la marche de l'affection fera promptement faire le diagnostic.

Il importe donc de baigner les dothiénentéries dès le début. Le tableau suivant, emprunté à Brand, et qui porte sur 144 typhiques qui ont succombé, prouve surabondamment que la date du début du traitement a une grande influence sur la mortalité.

Date du début du traitement.	Morts.
1 jour	0
2e —	0
3e —	2
4e —	5
5e —	11
6e —	7
7e —	5
Du 8e au 14e	81
Du 15e au 21e	21
Du 22e au 28e	3
Au delà du 29e	9

Contre-indications. — Les contre-indications spéciales à la dothiénentérie sont les *hémorrhagies*, la *perforation* et la *péritonite.*

Encore les hémorrhagies intestinales ne sont-elles pas une contre-indication absolue. Les hémorrhagies précoces, celles qui apparaissent avant le 15e jour, et qui sont de nature congestive, ne sont pas une contre-indication. Quant aux entérorrhagies tardives, du 3e septenaire, qui indiquent que les ulcérations de l'intestin sont constituées, elles ne contre-indiquent le traitement que si elles sont abondantes et s'accompagnent d'un abaissement de la température. On laissera alors le malade au repos, mais une fois l'hémostase obtenue, si la fièvre reparaît, si les symptômes graves persistent, on n'hésitera pas à prescrire de nouveaux bains (Glénard, Tripier et Bouveret, Dieulafoy, Juhel-Renoy).

On a fréquemment accusé les bains froids de favoriser les hémorrhagies intestinales, parce que le sang, repoussé de la périphérie vers le centre, active les fluxions congestives des viscères. Cette opinion repose sur des vues absolument théoriques. Les hémorrhagies intestinales dans les cas *non traités* par les bains froids, se montrent dans la proportion de 5,6 0/0 (Brand), 7,3 0/0 (Liebermester), 4.65 0/0 (Homolle). La mortalité de ces cas est de 44,3 0/0 (Homolle), 50 0/0 (Brand), 31 0/0 (Griesinger), 37,9 0/0 (Liebermester).

Or, Brand, sur 4.995 typhiques *traités par les bains froids*, relève 155 cas d'hémorrhagie intestinale, dont 35 seulement se sont terminés par la mort. La fréquence de l'hémorrhagie est donc de 3,1 0/0, et le taux de la mortalité est de 22,5 0/0. Brand n'a jamais observé l'entérorrhagie chez les malades traités dès le début.

De ces faits, il est permis de tirer les conclusions suivantes : *plus tôt est baignée une dothiénentérie, plus rares sont les hémorrhagies ; si elles se produisent, elles sont moins graves* (Tripier et Bouveret, Dieulafoy, Juhel-Renoy).

Il va sans dire que la perforation et la péritonite, qui exigent le repos absolu des malades, sont des *contre-indications formelles* des bains. Il importe d'établir que les perforations sont plus rares avec la méthode de Brand qu'avec les autres méthodes de traitement. Dans les cas *non traités* par la méthode réfrigérante, la statistique donne 11,38 0/0 de perforation (Murchison). La statistique de Brand ne donne que 0,24 0/0 pour les cas soumis à la réfrigération. Pour ce savant, ce traitement diminue donc le nombre descas de perforation et de péritonite ; il pensait que l'action de l'eau froide prévient ou modère les ulcérations des plaques de Peyer.

Durée. — Les bains froids facilitent l'élimination des toxines ; elles abaissent la fièvre ; il est donc logique d'en conclure que la durée de la dothiénentérie en sera diminuée. Ici les résultats sont d'accord avec la théorie. Nous nous contenterons de rapporter à l'appui les statistiques de Jurgensen, citées dans le livre de MM. Tripier et Bouveret.

Durée du séjour à l'hôpital de Kiel (Jurgensen).

Nombre de jours.	Cas traités par les médicaments.	Cas traités par l'eau froide.
1 à 28.............	40 0/0	62,9 0/0
29 à 42.............	29 —	24,5 --
43 à 56.............	15,8 —	8 —
57 à 70.............	6,5 —	1,3 —
Plus de 70.........	8,4 —	3,3 —

« Sur mes 161 malades, dit M. Juhel-Renoy, les hommes ont fait une période fébrile de vingt-deux jours, les femmes de dix-huit. Mais la convalescence est très rapide, les malades passant de quatre à huit jours de la maladie à la pleine santé ; il en résulte que dans son ensemble la maladie est plus courte : de mes malades, les hommes ont fait toute leur maladie en trente-deux jours, les femmes en vingt-huit ou vingt-neuf. »

Les malades reprennent très rapidement leurs forces ; au moment de la convalescence, il gagnent 520 grammes par jour (Vinay), 550 (Vogl). Les malades soumis aux autres méthodes de traitement n'en gagnent que 280 (Cohin), 285 (Alldt). Nous renvoyons, pour l'explication de ce fait, au chapitre de « l'action des bains froids sur les fonctions rénales ».

Statistique. — Il importe pour bien apprécier les résultats de la méthode de Brand, de comparer les tables de la mortatalité des typhiques traités par les anciens systèmes à celles des typhiques soumis à l'immersion froide. Murchison, étudiant la mortalité des typhiques dans les hôpitaux de Londres pendant vingt-trois années, établit la moyenne de 17,27 0/0 de mortalité. Chomel nous donne les chiffres de 22 0/0, Griesinger, 20 0/0. M. Jaccoud, basant ses estimations sur un total de 80.149 cas, provenant des diverses contrées de l'Europe et de l'Amérique, aboutit à la moyenne générale de 19,23 0/0.

Plus récemment, M. Merklen, étudiant la mortalité de la fièvre typhoïde dans les hôpitaux de Paris, fixe la moyenne à 14 et 15 0/0. M. Juhel-Renoy est arrivé aux mêmes conclusions.

Les statistiques, qu'elles viennent d'Allemagne, de Lyon ou de Paris, prouvent que la mortalité diminue à mesure que la méthode de Brand est appliquée plus régulièrement.

Statistique de Liebermester.

	Malades	Morts	Mortalité
Avant le Brand.......	1.718	469	27 0/0
Méthode mixte........	982	159	16,2 —
Pur Brand..........	1.483	130	8·8 —

Statistique de Brand.

Dans la pratique privée................. 2   0/0
Chez les enfants..................... 2,5 —
Dans les hôpitaux civils............... 6,7 —
Dans les hôpitaux militaires........... 9,4 —
Dans les ambulances de guerre......... 11,4 —

Il conclut que lorsque le traitement par les bains froids est bien conduit et appliqué dans de bonnes conditions la mortalité ne dépasse pas 3,8 0/0.

Statistique d'Abel.

A Sttetin sur 186 typhiques 1,6 0/0 de mortalité.
A Colbers — 122.   —   0,8 —   —
A Strasland — 300   —   0,6 —   —

Statistique de la Croix-Rousse de Lyon.

	Malades	Morts	Mortalité	
Avant le Brand......	229	60	26,20	0/0
Méthode mixte.......	626	104	16,90	—
Pur Brand...........	260	19	7,30	—

Statistique de l'Hôtel-Dieu de Lyon (Mollière).

De 1887 à 1891, 164 malades ont été traités à l'Hôtel-Dieu. Il y a eu 156 guérisons et 8 morts ce qui donne une mortalité de 4,75 pour 0/0. Comme le fait remarquer M. Juhel-Renoy, c'est un magnifique résultat pour un milieu hospitalier.

Statistiques parisiennes.

A Paris, les statistiques de MM. Dieulafoy, Juhel-Renoy, Richard, Josias, Chauffard, Chantemesse, etc., etc., donne une moyenne de 4,71 0/0 de mortalité.

M. le professeur Dieulafoy a traité dans son service de l'hôpital Necker plus de 150 typhiques par les bains froids ; la mortalité de ces cas n'a pas dépassé 5 0/0.

« Depuis juillet 1887 à juillet 1892, dit M. Juhel-Renoy, soit en cinq années, j'ai traité dans les hôpitaux de la Pitié, Laënnec, Lariboisière, Necker, Charité, Maison-Dubois, 227 malades, 18 morts, soit une mortalité de 7,92 0/0, *en n'élaguant*, ajoute-t-il, *aucun cas malheureux in extremis*, par conséquent en chargeant ma statistique de morts qu'aucune méthode n'aurait évitées, puisque les malades ne pouvaient être traités, mourant le lendemain, quand ce n'était pas le jour même de leur entrée. Si ce résultat de 8 0/0 auquel nous sommes arrivé n'est pas encore comparable aux chiffres allemands, j'ai la certitude que ce n'est que passager, et qu'avant peu le taux de 5 à 6 0/0 pour les hôpitaux sera atteint, établissant ainsi que le bain guérit le double des malades traités par les autres méthodes ».

Ce chapitre tout entier peut être résumé dans les deux aphorismes suivants : (Glénard).

Toute fièvre typhoïde traitée régulièrement dès le début par les bains froids sera exempte de complications et guérira.

Toute fièvre typhoïde dégénérée ou traitée tardivement (après la 1ʳᵉ période) présentera plus de chances de guérison avec l'eau froide qu'avec tout autre mode de traitement.

OBSERVATION I

Fièvre typhoïde grave chez une nourrice; hyperthermie; embryocardie; continuation de l'allaitement; 64 bains; convalescence en six jours (Personnelle) (1).

A... (Marceline), 31 ans, entre le 29 juillet salle Saint-Vincent-de-Paul, Lariboisière. Elle est mal en train depuis huit jours ; prodrômes classiques de la dothiénenterie.

Le 30. Stupeur, céphalalgie, insomnie. Langue sèche, tremblante. Taches rosées sur la partie antérieure de l'abdomen et sur le flanc gauche. Battements cardiaques sourds et fréquents ; il y a une légère embryocardie. Le thermomètre marque 40° 1/2. Le pouls est petit : 96 ; un peu dicrote.

Quelques râles et sibilances aux deux bases. Léger nuage d'albumine dans les urines.

On institue la méthode de Brand classique ; malgré la gravité de la situation, et le traitement par les bains froids, la malade continue à nourrir son enfant.

Du 1er au 5 août. La température reste très-élevée, au dessus de 40°. Le cœur se maintient assez bien ; la langue est sèche ; pas de diarrhée ; pas de complications. Persistance de l'albumine.

Le 6. La température s'est un peu abaissée (39°). Plus de céphalalgie ; la malade dort bien et n'éprouve aucune douleur.

Le facies est meilleur, plus éveillé ; l'hébétude a disparu.

La langue est un peu humide et commence à se dépouiller ; pas de diarrhée.

Les battements cardiaques, sont plus forts ; on distingue mieux les deux bruits ; diminution de l'embryocardie.

Pouls toujours fréquent : 116 ; dicrote.

Les phénomènes pulmonaires se sont amendés, mais la respiration reste rude en arrière.

On ne trouve plus d'albumine ; diurèse assez abondante (3 litres ; fig. 5). Les taches rosées palissent.

Le 10. La température descend au-dessous de 39°. La malade

____

(1) Inédite.

saute plusieurs bains par jour. Très bon état général. La malade
se dit guérie; elle se sent forte et capable de se lever.

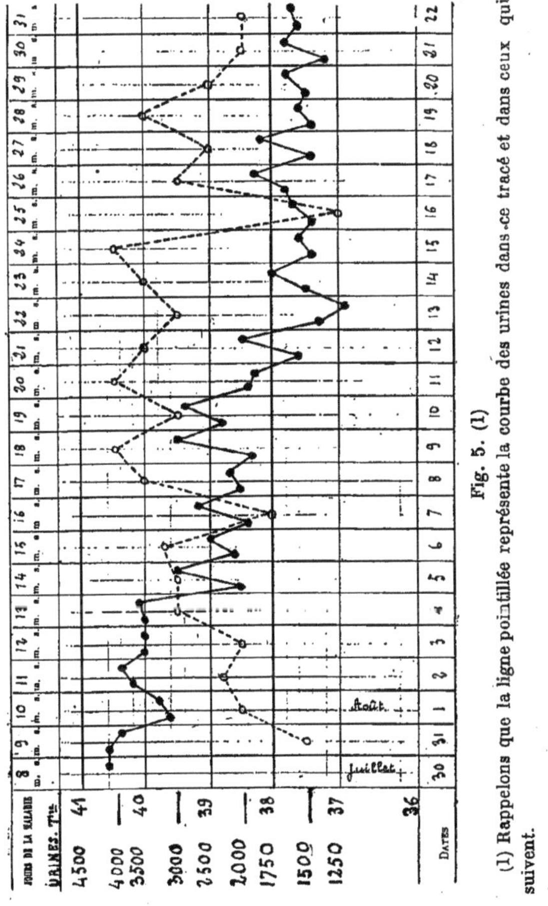

Fig. 5. (1)

(1) Rappelons que la ligne pointillée représente la courbe des urines dans ce tracé et dans ceux qui suivent.

Les phénomènes cérébraux ont disparu; bon sommeil la nuit.
La langue est humide et dépouillée. Pas de diarrhée; selles seu-

lement par des lavements. Bonne contraction cardiaque. Pouls à 104. Respiration normale.

Diurèse très abondante de trois à quatre litres par jour. Pas d'albumine.

Le 13. La malade a sauté tous ses bains. On donne un potage.

Le 16. On donne deux œufs. Le 20 guérison.

Le 26. Départ pour le Vésinet. On a donné en tout 64 bains. *La convalescence a duré 6 jours.*

La mère a allaité son enfant toute la durée de la maladie ; la secrétion lactée a été normale. L'enfant n'a ressenti aucun trouble ; il a engraissé et est en parfait état.

Réflexions. — Cette observation nous a semblé intéressante à plus d'un titre ; elle confirme tout ce que nous avons avancé à propos de la précocité et de l'abondance de la diurèse. Elle est remarquable par la disparition des accidents graves, le peu de longueur de la convalescence et par ce fait que pas un seul jour la mère n'a cessé d'allaiter son enfant.

OBSERVATION II

Fièvre typhoïde de moyenne intensité ; 70 bains ; guérison (Juhel-Renoy) (1).

Il s'agit d'un garçon de 20 ans, C... Jean, manœuvre ; il est à Paris depuis 7 mois. Il entre le 23 septembre salle Barth, Lariboisière. Depuis huit jours, dit-il, il est mal en train ; il a perdu l'appétit et le sommeil ; il a eu des épistaxis, des vomissements, de la diarrhée ; il ressent des maux de tête continus, et une extrême lassitude.

A son entrée, il a une température de 40°2 ; la langue est blanche et sèche ; il a de la céphalalgie et de la diarrhée ; la rate est trouvée volumineuse.

On prescrit immédiatement la méthode de Brand : bain toutes les trois heures à 18 degrés.

Dès le lendemain 24 septembre, le malade, qui urinait à peine

____

(1) Inédite.

la veille, rend trois litres d'urines. La température rectale est,
au matin, de 40° ; le pouls est à 120 ; l'auscultation fait entendre

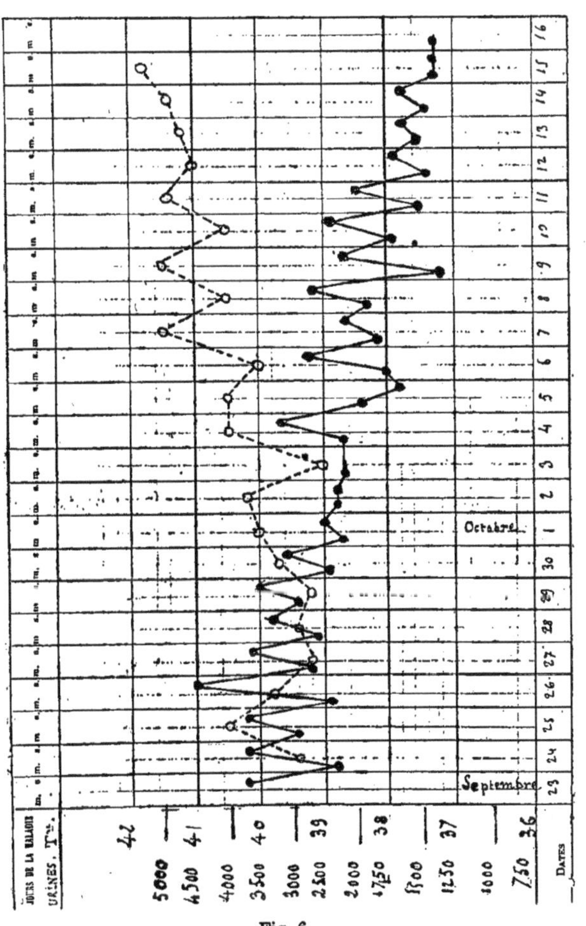

Fig. 6.

des râles muqueux dans les deux poumons; les réactifs décèlent des traces d'albumine dans les urines.

Les 25 et 26 septembre, la température a oscillé entre 39 et 41°; le pouls est à 115; la langue devient humide, mais elle est encore blanche au centre; le malade commence à dormir un peu. La quantité des urines s'est élevée à 4 litres. Les bains sont toujours donnés régulièrement.

C'est le lendemain 27 qu'apparaissent les taches rosées lenticulaires. Le pouls n'est plus qu'à 110, mais le premier bruit du cœur est prolongé avec tendance au dédoublement. La température reste encore élevée.

A partir du 1er octobre le malade saute des bains; l'amélioration est très-évidente; la température reste presque toujours au dessous de 39°. La langue est blanche, encore un peu pâteuse; l'appétit revient; le premier bruit du cœur est encore un peu prolongé, mais le pouls n'est plus qu'à 86. Toutefois le malade se plaint encore de la tête; il y a eu cinq selles diarrhéiques le 4 octobre; il y a encore des traces d'albumine dans les urines.

Le 7, la diarrhée a presque entièrement disparu; la céphalalgie persiste; mais très-légère; le pouls est à 84; la température maxima a été de 38°,5. La diurèse est abondante (5 litres); il n'y a pas trace d'albumine.

A partir du 8, le malade entre en pleine convalescence; les derniers symptômes s'amendent; le pouls n'est plus qu'à 78; le malade prend son dernier bain.

Le malade a pris en tout 70 bains; le 24 octobre, un mois après son entrée à l'hôpital, il partait pour Vincennes.

OBSERVATION III

Fièvre typhoïde; 54 bains; guérison (M. le professeur Dieulafoy) (1).

Le nommé L... Eugène, âgé de 17 ans, couvreur, entre le 6 septembre 1890, salle Vernois, Necker, dans le service de M. le professeur Dieulafoy.

---

(1) Inédite.

A son entrée, le malade est dans un état de prostration et d'abattement assez prononcé. Il n'a pas de délire, mais répond avec hésitation aux questions qu'on lui adresse ; la langue n'est pas sèche ; elle est couverte d'un enduit blanchâtre. Il n'y a pas de ballonnement du ventre. On trouve quelques taches rosées caractéristiques disséminées sur la paroi abdominale et sur le thorax ; la rate semble être augmentée de volume. Rien au cœur ; aux poumons on constate quelques râles sibilants.

Le malade a une diarrhée fétide depuis son entrée ; les urines sont foncées ; leur quantité est au dessous de la normale (350 grammes), elles ne contiennent pas d'albumine. La température est à 38°7 ; le pouls est rapide et dicrote.

Le 7. On prescrit les bains. La température est à 39°,3. Urines 700 grammes. Le malade prend trois bains. Après chaque bain il y a un abaissement de 1 à 2 degrés. Les bains sont donnés à 24° et refroidis progressivement à 22°.

Le 8, trois bains, forte diarrhée ; disparition de presque tous les râles.

Le 9, le malade a rendu un litre d'urine ; il y a beaucoup d'albumine ; pas de délire ; diarrhée persistante (5 à 6 fois) ; quatre bains. La température se maintient aux environs 39° 1/2.

Jusqu'au 12, l'état reste stationnaire ; ce jour-là, le malade a de fréquents frissonnements, la température est montée à 40°,4. Urines : 1.500 grammes. Le malade continue à prendre quatre bains par jour. La température se maintient à 40°.

Du 12 au 24 la température descend régulièrement ; le 24 elle n'atteint pas 38° ; pendant cette période, le pouls est resté dicrote ; il a varié entre 140 et 130 ; le malade est devenu presque aphone ; l'examen laryngoscopique pratiqué par M. Luc, a montré de la rougeur et une érosion superficielle des cordes vocales ; le 14, le malade a rendu *2.300* grammes d'urines ; le 24 1.900 grammes ; l'albumine a disparu. Les bains ont été continués dans les mêmes conditions jusqu'au 16 ; le 17 le malade n'a pris que deux bains, la température ne dépassant pas 38°.

Le 26, il y a une recrudescence de la fièvre ; la température remonte à 39° 1/2 ; le pouls, qui la veille était à 92, est mainte-

nant à 112. Le malade a eu trois fois la diarrhée. On lui donne
deux bains.

Le 27, le malade prend 3 bains, 4 le 28, 3 le 29, et 2 le 30.
A partir de ce moment les bains sont supprimés; la température
reste toujours en dessous de 38°. Le 5 novembre le malade quitte
l'hôpital complètement guéri. Il a pris 54 bains en tout; les
abaissements thermiques ont varié, après le bain, de 1, 2 et
même 3 degrés. Le 8 octobre, le malade rendait 2 600 grammes
d'urines; le 15, il en rend jusqu'à quatre litres et demi.

OBSERVATION IV

Fièvre typhoïde ataxo-adynamique grave ; entérorrhagie ; syncope dans le
bain ; continuation du traitement ; 120 bains, guérison (Glénard, in *Lyon
médical*, 1874).

G... Marie, 23 ans. Symptômes ataxo-adynamiques graves,
céphalalgie intense, surexcitation nerveuse, visage vultueux,
hallucinations, diarrhée. vomissements fréquents. Le 22 septembre on institue le traitement par la méthode de Brand;
dès le second bain disparition des symptômes ataxiques, qui
laissent à découvert une profonde adynamie, un aspect comateux.

26. Syncope dans le bain ; malgré cet accident, on n'interrompt pas le traitement.

30. Entérorrhagies à deux reprises, une dans le bain, une
seconde deux heures après. T. R. 40,5. Compresses glacées sur le
ventre ; *pas de suspension des bains.*

1er octobre. Amélioration ; faim. La température oscille jusqu'au 4 autour de 40°; à partir de ce moment, défervescence
graduelle.

Le 9, suppression des bains.

Le 22. Santé parfaite.

Remarque. L'auteur fait remarquer que trois heures après
la syncope qui eut lieu dans le bain, la température étant de
nouveau à 40,2, il n'hésita pas à faire baigner la malade. En
effet la syncope est un accident peu sérieux comparée à
l'excès de la température. La malade, après avoir pris une

gorgée de vin vieux, fut mise comme avant dans un bain à
20°; l'affusion froide sur la tête ne fut pas négligée, seulement on massa énergiquement la malade dans le bain et son
attention fut constamment maintenue éveillée. Il faut bien se
garder, ajoute M. Glénard, de repousser le traitement parce
qu'il y a eu syncope ou collapsus. Ces circonstances toutefois
doivent exiger une surveillance spéciale du médecin.

OBSERVATION V

Fièvre typhoïde grave ; entérorrhagies ; 80 bains; guérison. (Dieulafoy, in
Thèse Laporte (Paris, 1893), résumée).

B... Jacques, 38 ans, entre le 10 mai 1891 salle Vernois dans
le service de M. le professeur Dieulafoy. Il est mal en train
depuis près d'un mois. Actuellement, il est plongé dans un état
d'abattement considérable ; il a la respiration gênée ; râles sibilants et sous-crépitants. Sa langue est noirâtre. Gargouillement
et légère douleur dans la fosse iliaque droite. Nombreuses tâches
rosées. T. A. du soir 39,5 ; pouls 105.

1er juin : trois bains (bains à 24° refroidis progressivement à
22° selon la méthode de M. Dieulafoy).

Du 1er au 6 le malade prend ainsi 16 bains. Les températures
du matin et du soir ont oscillé entre 39° et 40°.

Le 6. Dans la nuit du 5 au 6 le malade a eu deux selles sanglantes. Langue sèche ; pouls bon.

Le 5, il avait pris 2 bains, le dernier à 4 heures du soir.

Ce jour là, malgré l'entérorrhagie, le malade prend un bain à
4 heures. Eau de Rabel et sirop de ratanhia. T. s. 40°.

Le 7. Deux nouvelles selles sanglantes. Malgré cela, 3 bains.
T. m. 38,9. T. s. 39,3.

Le 8. Il n'y a plus de sang dans les selles.

Le 24. Le malade allait bien, il s'alimentait ; les bains étaient
supprimés. Rechute et reprise des bains.

Le 11 juillet guérison. Les hémorrhagies intestinales subies
par ce malade se sont produites du seizième au dix-huitième jour
de la maladie.

OBSERVATION VI

**Fièvre typhoïde adynamique d'emblée très grave. Hémorrhagies intestinales.
Laryngo-typhus. Trachéotomie, 172 bains ; guérison (Juhel-Renoy) (1).**

C... Martin, garçon marchand de vin, 18 ans. Entre le 10 juin
salle Woillez, mal en train depuis huit jours. Prodromes habituels
de la dothiénentérie.

10 juin. Température rectale 40,5. Pouls petit, à 96. Diarrhée ;
Langue sèche, saburrale. Taches rosées. Céphalalgie ; insomnie.
Beaucoup d'albumine. Quantité des urines 750 grammes. Le
malade est baigné dès son entrée (pur Brand).

14 juin. Pas de céphalée ; sommeil un peu agité. Le malade
a de la diarrhée ; la langue devient humide. Les poumons sont
sains. Bonne contraction cardiaque. Pouls petit, régulier à 118.
Bon aspect général.

17 juin. Trois fortes hémorrhagies intestinales. Suppression de
quatre bains à cause de cette complication. Etat adynamique très
prononcé. Pouls petit, filant à 104. Pas d'arythmie cardiaque.

20 juin. Il n'y a pas eu de nouvelle hémorrhagie ; l'adynamie
a disparu peu à peu. Le 21, l'amélioration est notable ; la langue
est humide, rose ; le cœur se contracte bien ; il n'y a pas d'albumine dans les urines, mais le pouls reste à 108. Le malade
saute des bains ; on commence à l'alimenter.

13 juillet. Ouverture d'une collection purulente au niveau de
l'articulation sacro-iliaque gauche.

16 juillet. L'état du malade redevient inquiétant ; pouls petit
à 120 ; quelques intermittences. Le cœur présente le rythme
œtal.

Le 17. Dyspnée intense. Laryngo-typhus ; trachéotomie.

Le 18. Amélioration de l'état général. Cette amélioration va
chaque jour en s'accentuant. Le cœur reprend son rythme normal.

Le 29 le pouls est encore à 116.

Le 5 août, le malade guéri passe au service de laryngologie.

Ce malade, qui présentait les symptômes de l'adynamie la plus
grave, a pris 172 bains. Du 10 au 17, il a eu régulièrement ses

---

(1) Inédite.

8 bains par jour. Quand les hémorrhagies intestinales se sont montrées, il a sauté 4 bains, et les a ensuite repris comme avant l'apparition de cette complication.

A cessé les bains le 12 juillet, cinq jours avant la complication du côté du larynx qui a nécessité la trachéotomie.

Réflexions. Nous avons tenu à citer ces trois observations parce qu'elles établissent l'heureuse influence de l'immersion froide dans les cas toujours graves, où il y a des hémorrhagies intestinales. Nous nous sommes déjà expliqué sur la fréquence moindre des entérorrhagies dans les dothiénentéries soumises à la médication réfrigérante. Nous ferons remarquer que, dans ces observations, l'hémorrhagie n'a eu lieu qu'une seule fois pendant le bain.

Sauf cette unique circonstance les hémorrhagies se sont toujours produites à un moment éloigné du bain ; on ne peut donc accuser l'eau froide d'en être la cause. Ces observations établissent encore que les entérorrhagies ne doivent pas forcément entraîner la suppression des bains.

OBSERVATION VII

Fièvre typhoïde forme adynamique très grave chez une albuminurique ; congestion pulmonaire : guérison (Juhel-Renoy, in thèse Chaminade).

Mlle G..., forte jeune fille de 18 ans. souffrante depuis quelques jours, présente le 10 avril 1888, tous les symptômes de la fièvre typhoïde. T. R. 40,6. On prescrit le traitement par les bains froids dans toute sa rigueur.

Mlle G..., est une *obèse, albuminurique* depuis sept ans à la suite d'une scarlatine intense, et le *cœur* a déjà senti le contre-coup de l'affection rénale.

Dès le début, adynamie extrême, langue rôtie, sphincters relachés, paralysie cardiaque, encombrement bronchique, asphyxie imminente.

Faure-Miller.   7

Durant quinze jours ce fut un véritable cadavre que l'on mit au bain. Le bain fut donné quotidiennement dix et douze fois à 15, 12 et même 10° avec affusions froides sur la tète.

Durant onze jours, malgré des applications de glace sur la région précordiale, le cœur a battu de 160 à 180 fois par minute. Cette paralysie cardiaque a donc été poussée à son summum, puisque de l'avis de tous ceux qui l'ont étudiée, lorsque son intensité et sa durée sont telles, elle devient un arrêt de mort. Enfin, après 177 bains et quarante-trois jours d'un traitement incessant, le mieux se déclara et la malade marcha rapidement vers la guérison.

OBSERVATION VIII

Fièvre typhoïde adynamique grave ; congestion pulmonaire intense ; bains froids ; guérison (Chapuis) (résumée).

V. J..., frère de la doctrine chrétienne. Hôpital de la Croix-Rousse. Entré le 2 octobre 1880. Sa maladie a débuté, il y a sept à huit jours. État typhoïde extrême; T. 40,2 le matin, 41,4 le soir. Subdélirium ; on donne de la quinine.

Le 6. Il se produit un peu de rémission; T. 40,1 le matin, et 40° le soir.

Le 7. Le malade est dans la plus profonde stupeur. Incontinence de l'urine et des matières. Météorisme très marqué ; fosse iliaque très douloureuse. Langue rôtie ; fuliginosités des lèvres. T. 41,8 le matin. Malgré la faiblesse du malade, vu son état presque désespéré, on institue le traitement par les bains. Un bain toutes les trois heures à 19 ou 20° pendant un quart d'heure. Quatre bains le premier jour.

Le 8. La température tend à fléchir, mais l'état général reste à peu près stationnaire. Diarrhée intense. Incontinence des urines et des matières fécales. Huit bains dans la journée, avec massage et frictions pendant toute la durée de l'immersion.

Le 9. Le malade commence à sortir de son état comateux. La empérature dépasse à plusieurs reprises 41°. Huit bains.

Le 10. La température se maintient toujours entre 40 et 41°. Les bains produisent des rémissions variant de 2 à 3°. Le malade tousse pendant le bain. Expectoration muqueuse. A l'auscultation on trouve les signes d'une congestion intense aux deux bases. Taches rosées.

Le 12. Amélioration notable. La température tend à s'abaisser ; huit bains.

Le 13. La température oscille aux environs de 39,5. L'état pulmonaire reste sensiblement le même ; on saute trois bains.

Le 14. Amélioration. Plus d'incontinence. Cinq bains seulement.

Le 20. Les forces reviennent. Le malade tousse encore pendant le bain. Râles en petit nombre. On alimente le malade. Cinq bains.

Le 23. La toux a complètement disparu ; dernier bain le 30. Le 1er novembre le malade entre en pleine convalescence.

OBSERVATION IX

Fièvre typhoïde de moyenne intensité ; 11 bains ; guérison. (Juhel-Renoy) (1).

M... Cyprien, âgé de 20 ans, homme de peine, mal en train depuis onze jours, entre le 24 juin, salle Barth, hôpital Lariboisière. Il a eu de la céphalalgie, des vertiges, de la courbature, des épistaxis ; les nuits sont agitées et il a de la diarrhée.

A son entrée, la langue est saburrale ; T. R. 39° 1/2 ; P. 96. Rate légèrement sensible à la pression, sibilances dans le poumon droit ; bonnes contractions cardiaques.

Le 25. La température est montée à 40,1 ; puis elle est descendue régulièrement et s'est maintenue aux environs de 38° jusqu'au 27. Ce jour-là, les taches rosées se sont montrées, et la température est remontée à 40,2 ; on donne un bain ; après le bain, la température n'était que de 38,6. P, 94 ; l'albumine, qu'on avait constatée la veille, semble avoir disparu des urines.

Le 28. T. maxima 39,2 ; nouveau bain ; après le bain : 37,4. Amélioration générale ; retour du sommeil ; disparition de la diarrhée. Urines, 1.750 grammes.

Le 29. T. maxima 40,2 ; deux bains, à 2 heures et à 5 heures du soir.

Le 30. La température, qui s'est maintenue ordinairement au-

____

(1) Inédite.

dessous de 39°, atteint, à 2 heures, 40,6 ; le malade prend son cinquième bain. L'état général est excellent : le malade demande même à manger, '

Du 1er au 4 juillet, on administre encore six bains ; la température, dans ce laps de temps étant montée six fois au-dessus de 39°. A partir de ce moment, elle se maintient entre 37 et 38°.

Le 8. L'apyrexie est complète.

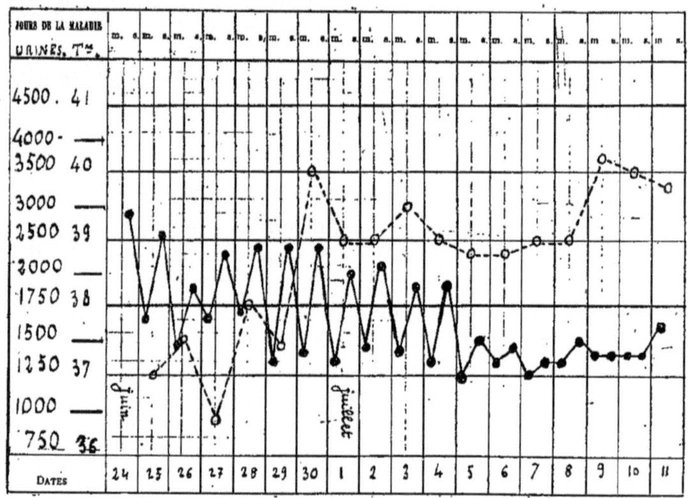

Fig. 7.

Le 17, c'est-à-dire après une convalescence qui n'a duré que neuf jours, le malade partait pour Vincennes.

OBSERVATION X

Fièvre typhoïde adynamique très grave (Glénard, Lyon méd. 1874).

S..., 23 ans. Durée de traitement, vingt-et-un jours. 157 bains. Défervescence lente après onze jours et 86 bains. Durée de la maladie quarante-cinq jours ; de la *convalescence, huit jours.*

OBSERVATION XI
Fièvre typhoïde ; bains froids (Glénard).

R..., 17 ans. Durée de séjour à l'hôpital, quarante-six jours ; du traitement, quarante-quatre jours, 199 bains ; défervescence très lente dès le neuvième jour après 56 bains. Durée de la maladie, cinquante jours ; de la *convalescence, deux jours* ; guéri.

OBSERVATION XII
Fièvre typhoïde adynamique (Glénard).

D..., 17 ans. Durée du séjour à l'hôpital, cinquante-et-un jours ; du traitement, trente-quatre jours, 150 bains. Défervescence dès le premier jour ; puis, du neuvième au vingt-et-unième ascension lente qui atteint de nouveau le chiffre de 40°. Enfin, défervescence légitime pendant quinze jours. Durée de la maladie, quarante-deux jours, de la *convalescence, sept jours.* Guéri.

Remarques. — Les observations VII et VIII montrent deux cas de fièvres typhoïdes compliquées d'accidents pulmonaires enrayés par les bains froids. L'observation VII est surtout intéressante en ce qu'il s'agit d'une jeune fille souffrant depuis sept ans d'une néphrite chronique. L'observation IX montre combien les choses se passent simplement dans les fièvres typhoïdes légères.

Les trois dernières observations empruntées à M. Glénard ont pour but de mettre en relief le peu de durée de la convalescence dans les dothiénentéries traitées par les bains froids.

Le *typhus exanthématique* est assez rare en France, et sans doute, nous n'aurions point pensé à en parler, sans la récente épidémie qui en fait une actualité. La majorité des médecins qui, à cette occasion, ont eu à soigner des typhiques, ont saisi l'indication de l'eau froide, mais il y en a peu qui aient appliqué la méthode de Brand dans toute sa rigueur. Ils ont donné deux, trois, quatre bains dans les vingt-quatre heures (Combemale et Gaudier, Thibierge) ou des bains tièdes (Lancereaux). D'autres (Rendu, Bucquoy) ont appliqué systématiquement la méthode; mais, en plein traitement, leurs malades leur étaient enlevés pour passer dans un service d'isolement où, par suite de l'encombrement et du petit nombre d'infirmiers, l'application rigoureuse du traitement n'était plus possible. On voit donc combien il est difficile de se faire une opinion sur la valeur des bains froids dans le traitement du typhus d'après la dernière épidémie. La lecture des observations publiées montre pourtant que les malades se sont bien trouvés des bains qui leur ont été donnés : l'abattement était moins grand, la fièvre moins élevée, le délire diminuait d'intensité, etc., etc.

Cependant, s'il est une affection qui ressemble à la fièvre typhoïde, c'est bien le typhus exanthématique. Longtemps ces deux maladies ont été confondues et, dans la récente épidémie, les premiers cas ont toujours été pris pour des dothiénentéries anormales. Il était donc légitime d'appliquer au typhus le traitement rigoureux de la fièvre typhoïde. Nul doute que la mortalité si élevée du typhus (de 33 à 40 0/0) n'en eût été considérablement diminuée (Glénard, *Gazette des Hôpitaux*, avril 1893).

Selon Brand (1), l'emploi des bains froids dans le traitement du typhus exanthématique a pour effet non seulement de diminuer l'intensité de la fièvre, mais encore de dissiper en grande partie les symptômes qui aggravent le plus le tableau

---

(1) Labadie-Lagrave : Du froid en thérapeutique, Paris, 1878, p. 131.

morbide, de sorte que la maladie révêt alors un aspect de bénignité remarquable.

L'eau froide agirait, surtout, d'après Brand, sur les troubles des fonctions cérébrales. Sous son heureuse influence, plus de délire dégénérant en stupeur et en coma ; les malades ont parfaitement conscience de ce qui se passe autour d'eux ; ils se retournent dans leur lit pour occuper la position qui leur semble la plus commode ; ils se rendent au bain sans aide et se frictionnent eux-mêmes la peau. Les malades parlent et pensent comme à l'état normal ; ils répondent nettement aux questions qu'on leur pose. Leur appétit devient vorace. La diarrhée, quand elle existait primitivement, se dissipe. Il en est de même du catarrhe bronchique. L'urine devient claire et abondante.

Dans l'intervalle des bains, les malades dorment d'un sommeil calme et réparateur. Le pouls et la respiration se ralentissent et la température se maintient à un degré peu élevé. En somme, le tableau morbide devient, sous l'influence des bains froids, absolument semblable à celui de l'embarras gastrique fébrile. De plus, toute crainte se dissipe dans l'esprit du médecin et de l'entourage du malade. Ce dernier mange et boit comme à l'ordinaire, il dort, il se baigne chaque fois que l'intensité de la fièvre l'exige, jusqu'à ce que, vers le seizième jour, la fièvre se dissipe sans qu'il survienne de perturbation critique. A ce moment, le malade, dont les forces sont restées intactes, n'éprouve aucune difficulté à quitter le lit, et au bout de quelques jours de convalescence, il reprend ses forces habituelles (Labadie-Lagrave).

Brand (1) rapporte 24 observations de typhiques soignés par les bains froids. Il conclut ainsi :

____

(1) Die Wasserbehandlung des typhœsen Fieber. Tubingen, 1877.

« Tous les symptômes se dissipent sous l'influence du traitement par l'eau froide avec une telle perfection que ni le malade, qui a recouvré pleinement son sensorium, ne formule aucune plainte, ni le médecin ne trouve rien, à part les symptômes de la fièvre et l'exanthème caractéristique, à noter dans son observation.

« La température s'abaisse graduellement de jour en jour à partir du début du traitement comme dans la fièvre typhoïde.

« L'impression que j'ai acquise par le traitement de ces cas graves, la régularité de la marche de la maladie et la certitude avec laquelle on pouvait sauver la vie du malade me font admettre que l'influence du traitement par l'eau froide sur la mortalité doit être aussi favorable dans le typhus exanthématique que dans la fièvre typhoïde. Les règles du traitement sont les mêmes dans les deux maladies. » (Brand, passages traduits par M. Glénard).

Il serait donc à désirer que la médication réfrigérante pût être sérieusement appliquée contre le typhus exanthématique, et que des statistiques fussent publiées. Voici deux observations où l'heureuse influence des bains semble avoir été évidente.

OBSERVATION XIII

Typhus exanthématique (Comby, Société médicale des hôpitaux, 1893).

C... (Armand), 23 ans, couvreur.

Le 12 mars 1893, C... est pris d'un mal de tête avec frissons, étourdissements, vertiges ; il était comme un homme ivre. Il entre à l'hôpital, le 15 mars, avec une température de 38,4, mais l'état général contrastait par sa gravité avec la faiblesse de l'élévation thermique.

Le 16. T. 38,2 ; face vultueuse, yeux injectés et larmoyants ;

le malade est dans la stupeur. Quelques râles sonores disséminés dans la poitrine.Le malade était agité d'un tremblement universel qui fit penser à l'imminence d'un accès de delirium tremens.

Au moment de l'entrée, diarrhée, qui passe avec un verre d'eau de Sedlitz ; puis constipation pendant toute la durée de la maladie. Ventre ni ballonné, ni douloureux.

Pas de gargouillement dans la fosse iliaque droite ; pas de taches rosées, pas d'épistaxis. Foie et rate normaux. Potion de, Todd.

Le soir. T. 40°. Pouls 120. Délire.

Le 17. Sixième jour de la maladie, 39,9 le matin, 40° le soir. Le malade délire continuellement ; il a une sorte de crise épileptiforme. M. Comby pense à une fièvre typhoïde anormale et fait mettre le malade dans un bain froid à 20° toutes les trois heures, jour et nuit.Entre le 18 et le 23 mars, le malade a pris trente-huit bains froids d'une durée de quinze minutes. La température prise avant et après le bain accusait chaque fois un abaissement qui variait entre 1° 1/2 et 5 ou 6 dixièmes. Le malade se trouvait très bien dans les bains qui l'ont soulagé et n'ont pas peu contribué à sa guérison. En même temps : Todd avec deux grammes d'extrait de quinquina, de la limonade vineuse,20 gouttes de teinture de valériane et de teinture de musc. Pendant la période d'hyperthermie, 0,50 centigrammes de sulfate de quinine par jour.

Le 17, l'interne, M. Zadoc Kahn, remarque au niveau de l'épigastre une éruption particulière constituée par une série de taches rosées, arrondies, cohérentes, s'effaçant sous le doigt avec difficulté.

Le 18. L'exanthème a envahi les membres supérieurs ; il est très marqué sur le dos des mains, des poignets, des avant-bras ; on peut le comparer à un rash morbilliforme. Chaque élément est arrondi, d'un rose vif, sans saillie appréciable ; les taches sont très rapprochées les unes des autres.

L'exanthème a duré trois jours pleins et a coïncidé avec les plus hautes températures : 40,3 ; 40,6 ; 40,9 le soir des 19, 20 et 21 mars. Il a disparu sans laisser de traces, sans desquamation appréciable. Urines abondantes, claires, sans albumine.

Le 22. La température tombe le matin à 38,8 (c'est une chute de plus de 2°).

Le 24. Elle tombe brusquement à 36,5. La guérison est survenue le 25 mars, après treize jours de maladie, et a coïncidé avec des phénomènes critiques, sueurs abondantes, polyurie.

« Je ne puis m'empêcher de faire remarquer, dit M. Comby, la terminaison heureuse d'un cas qui se présentait avec les allures les plus inquiétantes, et je crois que les bains froids n'ont pas peu contribué à ce résultat. Le malade, d'ailleurs, s'y trouvait très bien et les demandait ».

OBSERVATION XIV

Typhus exanthématique ; bains froids ; guérison (due à l'obligeance de M. le Dr Thibierge) (1).

Il s'agit d'un homme de 45 ans, G... (Raoul), garçon de cuisine, venu à pied de Roubaix à Paris, et entré le 1er mai à l'hôpital Laënnec, d'où il a été transféré le 3 à l'Hôtel-Dieu annexe dans le service de M. le Dr Thibierge.

État du malade à son entrée. — L'éruption est discrète, composée de quelques éléments disséminés à la partie antérieure du tronc ; elle est plus abondante aux flancs. Rien aux membres supérieurs, au cou, à la face. Il y a quelques taches rosées s'effaçant incomplètement sous le doigt ; quelques-unes sont pétéchiales.

La langue est humide, large, recouverte d'enduits brunâtres, rouge aux bords. Constipation absolue depuis huit jours. Les bruits du cœur sont distincts, le premier mal frappé ; le pouls est irrégulier, dicrote à 104.

Le malade n'émet qu'un demi-litre d'urines rougeâtres ; pas d'albumine.

La face est congestionnée ; les conjonctives injectées ; pas de délire ; le malade répond assez bien aux questions.

Le 4. On ordonne quatre bains à 20°. La chute de la température après le bain est d'eviron 1°. La stupeur est marquée.

____

(1) Inédite.

Le 5. On constate des râles sibilants dans le poumon ; crachats adhérents, peu nombreux. 4 bains.

Le 6. Le pouls est filiforme, presque impossible à compter ; il y a un peu de myosis et de l'incontinence d'urine; les températures maxima qui étaient de 40° sont maintenant à 39,5; 3 bains.

Le 7 on constate le rythme fœtal du cœur; 3 bains.

Le 8. Le malade a de nouveau pris 3 bains.

Le 9. L'éruption a à peu près disparu ; l'état général s'améliore ; les températures maxima sont de 39,2 ; après les bains elles descendent entre 38,2 et 38,4.

L'incontinence d'urine a cessé. Le malade rend un litre d'urine environ. La stupeur, qui a été très marquée du 5 au 8 a diminué ; le malade parle, quoique difficilement; il demande à manger.

Le 10. Deux bains.

Le 11. Le malade prend ses deux derniers bains ; les températures n'atteignent plus 39°, elles restent aux environs de 38° 1/2.

L'état s'améliore chaque jour ; le 14, le malade a la permission de manger. Tous les symptômes s'amendent ; la convalescence est entravée par la formation de deux abcès au niveau du grand trochanter.

Le 10 juin. Le malade passe aux convalescents.

Le malade a pris 24 bains à 20° ; l'abaissement thermique qui en est résulté après chaque bain a varié de 5 à 0 dixièmes à 1°.

La quantité des urines a été de 1 litre environ jusqu'au 15 ;

Le 16, 1 litre 1/2 ; le 20, 3 litres 1/2 ; le 4 juin, elle atteint 4 litres 1/2.

CHAPITRE II

ROUGEOLE ET SCARLATINE

Sommaire : Indications : elles se tirent de la malignité.— Contre-indications : les complications rénales dans la scarlatine, pulmonaires dans la rougeole, ne contre-indiquent par le bain : elles sont, au contraire, améliorées par l'eau froide. — Observation de néphrite aiguë guérie par la méthode de Brand.— Observations de rougeole et de scarlatine.

En France, la scarlatine et la rougeole évoluent généralement d'une façon bénigne, et le traitement consiste seulement en quelques soins d'hygiène ; mais quand ces affections revêtent la forme maligne, ataxo-adynamique, typhoïde, leur gravité devient extrême : il faut alors, sans hésiter, recourir à la médication réfrigérante. Déjà, en 1798, Currie préconisait l'affusion froide contre la scarlatine.On se rappelle que Trousseru recommandait le même procédé. Aujourd'hui un grand nombre de médecins allemands (1) et anglais prescrivent le bain froid quand ils ont à traiter des fièvres éruptives malignes: certains même (Cohn (2), Eddison) voudraient que son application soit beaucoup plus générale et ne demeure pas exclusivement réservée aux cas graves.

En France, les médecins lyonnais, M. le professeur Dieulafoy, M. le D'' Juhel-Renoy sont les plus ardents défenseurs de

---

(1) Leichstenstern : Ueber scarlach therapie (*Deutsch. med. Woch.*, 1882).

(2) Cohn: Die **Warmwasser** behandlung die morbilli (*Arch. f. Kinderl.*, 1886).

la méthode réfrigérante dans ces affections. « Les autres médications, les autres médicaments sont inutiles ou secondaires ; les bains froids priment toute autre médication » (Dieulafoy).

Indications. — Dans la rougeole et la scarlatine on prescrira le bain froid à la moindre menace d'accidents sérieux. On n'ignore pas quels sont les accidents qui sont l'expression de ce que les anciens auteurs appelaient la malignité : fièvre violente, se maintenant à 40, 41°, agitation continue, délire atroce, anxiété respiratoire, dyspnée *sine materia*, suppression presque totale des urines ; adynamie plus ou moins complète.

« Dès le premier jour, dit Trousseau, dès les premières heures, la scarlatine maligne s'annonce avec toute sa malignité, et cette malignité peut être telle que les malades succombent avant que vingt-quatre heures se soient écoulées. Cette forme qui tue les malades à la façon d'une intoxication suraiguë, est caractérisée par une fréquence extrême du pouls avec température excessive, délire, agitation, mouvements convulsifs, vomissements incoercibles, diarrhée, sécheresse de la peau, suppression des urines, et accès de suffocation dont l'auscultation ne peut rendre compte. Et comme ces accidents sont parfois mortels avant l'apparition de l'éruption, le diagnostic en serait fort embarrassant, si l'on ne se trouvait dans un milieu épidémique.

A côté de ces formes terribles, foudroyantes, on en observe d'autres qui ont avec les précédentes la plus grande analogie, mais qui évoluent plus lentement et qui peuvent guérir. Ic encore ce sont les troubles nerveux qui jouent le plus grand rôle ; la fréquence extrême du pouls, le délire et une insomnie que rien ne peut vaincre caractérisent la période d'invasion. La température, déjà fort élevée, continue à s'accroître ; le malade se plaint d'anxiété précordiale ; la dyspnée est telle qu'il y a quarante et cinquante inspirations par minute sans que l'auscultation révèle la moindre lésion broncho-pulmonaire, dyspnée d'origine nerveuse, *sine materia*, comme l'appelaient les anciens, et qui est si souvent d'un funeste augure dans toute la série des maladies infectieuses. Les vomissements et la diarrhée font rarement défaut, et, si le malade doit succomber, il est habituellement emporté pendant la période d'éruption. Dans quelques cas les troubles nerveux revêtent une forme adynamique et le sujet, plongé dans la stupeur et le coma, succombe à la façon des typhiques » (Dieulafoy).

Cette description de la scarlatine est applicable à la rougeole. Notons cependant que, contrairement à la scarlatine, c'est ordinairement au moment de son déclin que la rougeole est le plus à craindre, et qu'elle se complique souvent des accidents si redoutables de la broncho-pneumonie.

Contre-indications. — Nous ne connaissons pas de contre-indication spéciale à ces deux affections (1). Il ne faut pas être arrêté par la crainte de déterminer des complications du

---

(1) Voici les contre-indications que pose Pollosson dans sa thèse sur les bains froids dans la scarlatine (Lyon 1886) : les lésions du cœur (endocardite et péricardite); les pleurésies abondantes, les manifestations du rhumatisme articulaire la sténose laryngée diphtéritique, les infiltrations phlegmoneuses du tissu cellulaire du cou, les hémorragies graves provenant du pharynx ou des fosses nasales. Pour nous, nous pensons qu'il faut réduire ces contre-indications à celles qui *mécaniquement* (sténose laryngée, phlegmon du cou) s'opposent à l'immersion froide par suite de l'asphyxie qui pourrait en résulter. Dans ce formes malignes il importe de restreindre le nombre des contre-indications, la médication réfrigérante n'étant que trop souvent la seule chance de salut offerte au malade.

côté des reins dans la scarlatine, ou du côté des bronches dans la rougeole. Et, d'autre part, ces complications existe-raient-elles, que, loin de contre-indiquer les bains, elles en se-raient *une indication formelle.*

En effet, sous l'action bienfaisante des bains froids, le rein s'ouvrira largement; l'anurie sera remplacée par une abondante sécrétion, et l'albumine disparaîtra comme par enchantement. La lecture des observations est démonstrative à cet égard. Il se passe ici des phénomènes identiques à ceux observés dans la fièvre typhoïde traitée par les bains froids. On a pu dire justement que la néphrite dothiénentérique n'existe plus depuis que l'on applique la méthode de Brand. Voici, d'ailleurs, une observation des plus intéressantes, qui fit le sujet d'une leçon clinique de M. le professeur Renaut, de Lyon. Il s'agit d'une néphrite infectieuse aiguë guérie par les bains froids.

OBSERVATION XV.

Néphrite congestive aiguë infectieuse; bain froid, guérison. (Renaut, de Lyon, *in Gazette médicale de Paris*, avril 1884).

Femme, 43 ans, adressée le 3 février 1884 à M. le professeur Renaut avec le diagnostic dubitatif de fièvre typhoïde à forme rénale. Elle était en proie à une fièvre intense à type ascen-sionnel continue. La température montait d'un degré par jour en droite ligne, sans rémission aucune, et, le 5 février au soir, elle avait atteint 40°5. Elle devenait par conséquent hyperpyré-tique et dangereuse par elle-même, par ses effets sur les tissus.

Or, il ne s'agissait pas d'une fièvre typhoïde ordinaire, ni même de cette forme rénale de la dothiénentérie étudiée par M. A. Robin. Le facies n'était pas celui d'une typhoïdique; au-cune prostration, aucune stupeur. Le décubitus n'était pas cons-tamment dorsal; la langue n'était point sèche, les lèvres ni em-patées, ni fulgineuses; ni gargouillement, ni diarrhée, ni hypertrophie de la rate ; jamais de taches rosées lenticulaires.

L'albuminurie était le symptôme dominant. Les urines étaient rares, rouges, troubles comme du bouillon de bœuf aigri ; la chaleur et l'acide nitrique y déterminaient l'apparition d'un précipité albumineux massif, cailleboté, rétractile, passant du blanc au gris tourterelle et ensuite au gris noir sale, avec une grande rapidité. C'était là, en un mot, des urines de néphrite aiguë ; il s'agissait bien d'un liquide devant la grande majorité de son albumine aux éléments mêmes du sang, comme le con-

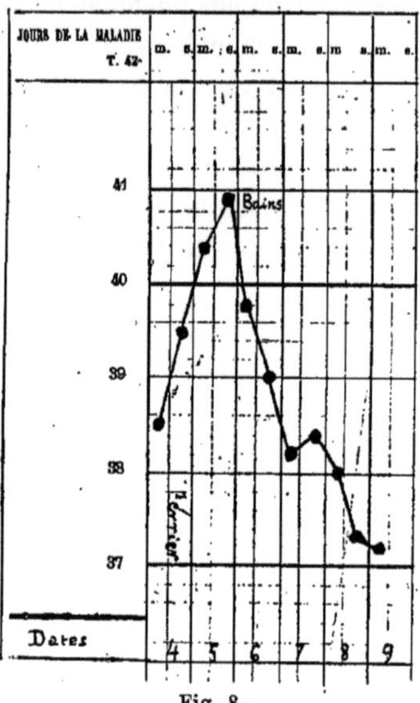

Fig. 8.

firma l'examen histologique (globules rouges et blancs ; ni cylindre colloïde, ni granulo-graisseux).

La fièvre était très élevée ; le pouls vibrant, dur ; M. Renaut « fut amené à penser que cette fièvre ne s'arrêterait pas seule, et il eut de suite recours au moyen antipyrétique le plus puissant et le plus inoffensif: le bain froid réglé suivant la formule exacte de Brand. »

Il fut donné à 20° de trois heures en trois heures, tant que, dans cet intervalle de temps, la température atteignit 39° et cette médication que « quelques-uns pourraient trouver téméraire dans une néphrite aiguë coupa net en un nyctémère la marche ascensionnelle de la fièvre. » Après le premier bain la température descendait de 40°7 à 38°5. Elle remontait à 40°3 avant le second, n'atteignait plus que 39°6 après le troisième, et enfin au bout de vingt-quatre heures elle était ramenée définitivement au dessous de 39. En tout, 9 bains.

Sous l'influence de cette médication, qu'est devenue la marche de l'albuminurie? Elle subit la même action bienfaisante que les complications rénales de la fièvre typhoïde sous linfluence de la méthode de Brand. L'albuminurie se mit à décroître avec la température. Le 7 février, l'urine n'était plus déjà trouble ; le 8, l'albumine n'existait qu'à l'état de nuages ; le 9, il n'y en avait plus aucune trace.

L'examen microscopique avait montré dans l'urine un grand nombre de sphéro-bactéries, cocci, diplococci, triplococci. Ces bactéries disparurent complètement le 16. Il s'agissait donc bien là d'une néphrite aiguë parasitaire sur laquelle l'action des bains froids ne laisse aucun doute.

Nous avons tenu à rapporter aussi textuellement que possible les paroles mêmes de M. le professeur Renaut. La lecture de cette observation montre que, loin de craindre l'action de l'eau froide dans les néphrites, il faut la rechercher. Peut-être y a-t-il là, d'ailleurs, une méthode de traitement qu'on pourrait appliquer avec avantage aux autres altérations du rein, aiguës, ou chroniques. L'expérimentation en serait extrêmement intéressante (1).

La bronchopneumonie des rougeoleux doit-elle empêcher

---

(1) Ce qui est absolument contre-indiqué, c'est le vésicatoire à cause de son action irritante sur le filtre rénal.

Faure-Miller.   8

l'administration des bains froids? — Bien au contraire, elle l'indique absolument. Nous l'avons répété à plusieurs reprises : nous avons montré que toutes les complications des voies respiratoires sont améliorées par le bain. Nous nous proposons d'ailleurs de revenir sur ce sujet au chapitre de « la Pneumonie et la Bronchopneumonie ». On trouvera plus loin plusieurs observations de rougeoles graves compliquées de bronchopneumonie, et dans lesquelles les accidents pulmonaires ont été rapidement enrayés sous l'influence de l'immersion froide.

Les hémorrhagies ne sont pas plus une contre-indication qu'elles ne l'étaient dans la fièvre typhoïde. Quant à la crainte du collapsus chez les enfants, elle ne devra jamais s'opposer à l'application de la méthode : elle exigera, seulement, un peu plus d'attention et de surveillance. S'il se manifestait une tendance au collapsus, on la combattrait par quelques gorgées de vin généreux ou de potion alcoolique, par des frictions énergiques sous l'eau pendant toute la durée du bain, qui ne sera que de cinq à sept minutes; on élèvera, s'il le faut, de quelques degrés la température de l'eau (20 à 24°). Mais cette crainte du collapsus ne saurait être une raison suffisante pour enlever au petit malade les bénéfices de la médication réfrigérante.

Il ne faut pas redouter de « faire rentrer l'éruption ». Tous les médecins qui ont employé les bains froids dans les fièvres éruptives sont unanimes à déclarer que la marche de l'éruption n'en a subi aucune influence fâcheuse. « Chez ma malade, l'éruption pâlissait après le bain, mais un quart d'heure après elle reprenait ses caractères, et la desquamation s'est faite régulièrement ». (Dieulafoy, *Société médicale des hôpitaux*, 1890).

Malgré nos recherches, il ne nous a pas été possible de

trouver de statistiques portant sur la mortalité des rougeoles
et des scarlatines hypertoxiques traitéés par les anciennes
méthodes. Mais tous les auteurs s'accordent à les considérer
comme le plus souvent mortelles. Or, M. Juhel-Renoy a soigné
14 scarlatines graves par les bains froids; il n'a perdu
que 2 malades, ce qui donne une mortalité de 14 p. 100.
M. Pollosson, dans sa thèse, rapporte 31 observations de
scarlatines malignes; il y eut 27 guérisons et 4 morts; la
mortalité a donc été de 13 1/2 0/0 environ. Les observations
que nous publions, tant de rougeole que de scarlatine, sont
assez caractéristiques pour montrer tout le parti que l'on peut
tirer de l'eau froide dans ces formes malignes dont le pronostic
est si grave.

OBSERVATION XVI.

Rougeole hyperthermique très grave ; 2 bains froids, guérison
(Dr J. Faure-Miller (1).)

Le mercredi 26 avril 1893, M. H.M...,âgé de 24 ans, tout à fait
bien portant les jours précédents, se réveille avec des phénomènes
de coryza. Le jour même et le lendemain il se sent du malaise,
et le 27, à un dîner d'amis, où il a pu se rendre, il a une syncope
et on doit le ramener chez lui. Le 29 avril je le vois pour la
première fois. Il avait sur la figure et le cou une éruption clair-
semée, boutonneuse. Les yeux sont rouges et larmoyants; il
y a de la toux, du mal de gorge. Le pharynx est rouge et je
constate les signes d'une laryngo-trachéite.

Le lendemain 30 avril, une éruption rubéoleuse bien caractérisée recouvre tout le corps. Les phénomènes de la veille se
sont accentués. Le malade souffre d'insomnie. La température
monte à 39,8 le matin et 39,7 le soir.

Le 1er mai, la température est encore de 39,8 le matin. Elle descend le soir, à 39,2. Le malade est très agité et tousse beaucoup.

(1) Inédite.

La matinée du 2 mai est assez calme. La toux diminue. La température initiale très élevée pour un cas de rougeole commence à descendre. Elle oscille entre 38,4 et 37,9. La nuit est assez agitée. Le malade tousse beaucoup et n'a que deux heures de sommeil.

Au matin du 3, je trouve mon malade bien mieux. Il a dormi de 6 h. 1/2 à 10 heures.

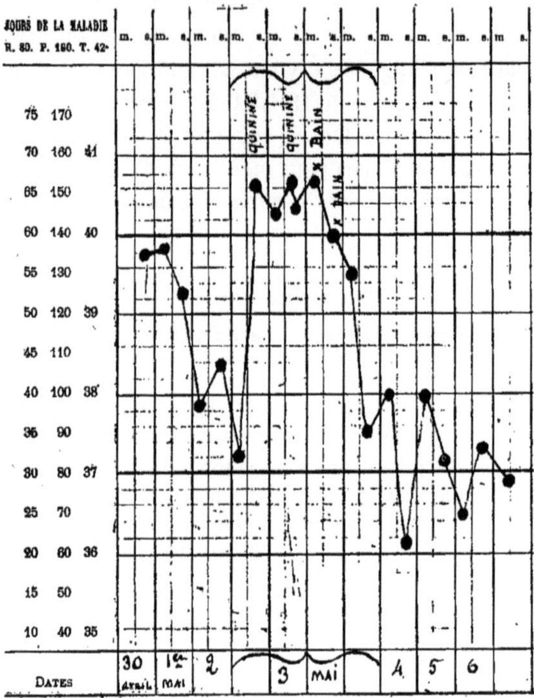

Fig. 9.

Il cause gaiement, et parle de son prochain rétablissement. L'éruption présente toujours le même caractère et est très apparente sur tout le corps. La toux a diminué. La température, prise trois fois depuis minuit, a donné successivement 38,3, 37,7, puis enfin ce matin, 37,1.

Malgré ce tableau si rassurant, je ne suis pas tout-à-fait satisfait. Les reins n'agissent pas. Les urines sont rares. Mon malade n'a pas uriné plus de 100 grammes depuis la veille minuit ; les urines sont d'un brun foncé touchant au bistre, épaisses et sédimenteuses ; je donne l'ordre de les faire analyser, j'insiste sur le régime lacté et les boissons abondantes et je quitte le malade un peu préoccupé.

La première partie de l'après-midi se passe dans le même calme et le même bien-être. Vers 5 heures du soir cependant le malade commence à donner quelques signes d'excitation Il parle beaucoup, il s'impatiente, il s'agite en plaisantant; puis il commence à se plaindre d'avoir chaud; la respiration devient oppressée, haletante ; il rejette peu à peu ses couvertures ; enfin vers 6 heures il déclare qu'il se trouve très mal et qu'il sent qu'il va mourir. La garde malade effrayée de cet état prend sa température et trouve 40° au thermomètre. En vertu d'instructions antérieurement données, elle fait prendre 1 gramme de sulfate de quinine ; une heure après elle reprend la température et trouve 40,5. Elle me fait chercher à la hâte, j'arrive vers 8 heures et je trouve le malade en proie à une dyspnée toxique intense et ne pouvant respirer malgré l'absence de tout signe de bronchite ou de broncho-pneumonie. Sa détresse est absolue ; il ne peut rester tranquille ; ses yeux s'égarent par moments ; sa raison troublée lui fait prendre une personne pour une autre et confondre les choses; la peau est sèche et brûlante ; les quelques grammes d'urines qu'il a rendues depuis le matin sont toujours brunes et boueuses. La vessie est vide. La température est toujours à 40,5 malgré un deuxième gramme de quinine. Je fais des lotions froides de vinaigre aromatique sur tout le corps et je donne l'ordre de préparer un grand bain froid pour être administré à ma prochaine visite si ces accidents formidables n'ont pas cédé, et en face de la gravité de la situation je demande en consultation MM. les Drs Dieulafoy et Juhel-Renoy.

Lorsque nous nous trouvâmes réunis vers 10 heures, la situation était la même. Malgré les 2 grammes de quinine et les lotions froides, la température dépassait 40 degrés. La dypsnée était aussi intense ; le myocarde commençait à faiblir ; il y avait de la tachycardie, et les battements du cœur devenaient égaux ou pendulaires. Nous fûmes d'accord qu'il fallait recourir aux bains froids et cela sans perte de temps.

A 10 h. 45, le premier bain fut donné à l'aide de deux infirmiers et sous la surveillance du D<r> R. Faure-Miller. Plongé dans un bain à 23° C. le malade y fut laissé jusqu'au frisson : sa durée fut de dix minutes. On fit des affusions froides sur la tête et du massage dans le bain. Au sortir du bain, le malade fut placé dans une couverture de coton recouverte elle-même d'une couverture de laine. Le changement fut bientôt manifeste. Au bout de quelques moments, le malade se déclara bien mieux et put respirer plus facilement. Puis survint une sensation de lassitude et de somnolence. A 11 h.45 la température est de 39,2; à 1 h.45 elle est toujours à 39,2. Le malade dort de 11 h. 1/2 à 1 h. 1/2. A 2 h. 1/2 le pouls est à 104.

A 3 h. 1/2 on donne un deuxième bain à 25°C. Le malade urine dans son bain pour la première fois depuis la veille, 4 heures de l'après-midi. A 4 heures la température est à 37,6. Le malade dort de 4 heures à 6 heures 1/2. A 7 heures, température 38°. A 7 1/2, pouls 100. Le malade a bu un litre et quart de lait. Il transpire abondamment. La peau est rouge.

Pendant toute la journée du 4 mai la transpiration a été extrêmement abondante. Le malade a uriné à 10 heures, à 1 heure et à 7 heures 1/2. La quantité totale d'urines est d'un litre et demi. Dans l'après-midi, la température descend à 37,3. Dans la nuit, malgré cette transpiration extraordinaire qui continue à se faire, le malade a encore passé 300 grammes d'urines, ce qui élève le taux des urines à 1.800 grammes. Toutes ces urines sont limpides et ne présentent aucune trace d'albumine. Le malade ne dort qu'une partie de la nuit; il tousse toujours un peu et se plaint d'un mal d'oreilles.

5 mai. La température qui, à 3 heures du matin était tombée à 36°, remonte à 38°2 dans la journée pour retomber à 37°4 dans la soirée.

A partir de ce moment tout se régularise et la maladie suit son cours régulier. L'éruption est toujours présente et s'efface lente-

ment. L'état des yeux s'améliore graduellement. La toux disparaît
peu à peu. La langue se nettoie. A partir du 6 les transpirations
ont cessé ; il n'y a plus de température fébrile à partir, du 8. Le
malade passe chaque jour une quantité normale d'urines. La
convalescence s'établit avec rapidité. L'appétit revient. Dès le 6,
le malade demande à manger et dès le 8 il prend des œufs et
des aliments légers.

Réflexions. — Les points remarquables de cette observation sont : l'explosion subite des accidents les plus graves
paraissant dus à l'accumulation des poisons dans l'économie
et à l'imperfection des fonctions rénales ; l'action rapide et
manifeste des bains froids alors que d'autres moyens n'avaient
produit aucun effet ; les transpirations et les urinations abondantes qui ont suivi l'administration des bains froids ; la
rapidité de la convalescence.

OBSERVATION XVII 

Rougeole ataxo-adynamique traitée par 7 bains froids, guérison.
(M. le professeur Dieulafoy. Soc. méd. des hôpitaux, 1890.)

Une enfant de 10 ans, bien constituée, très développée pour
son âge, présente le 9 mai 1890 quelques rougeurs sur la face.
L'enfant n'ayant ni malaise, ni fièvre, ni aucun autre symptôme
dîne de bon appétit, se couche, dort bien, et le lendemain matin
sa mère remarque sur le corps une éruption généralisée.

Mon ami, le Dr Blache, appelé auprès de l'enfant, constate, une
éruption morbilliforme ; le catarrhe des muqueuses est à peine
ébauché.

Cette éruption évolue régulièrement sans aucun accident
pendant deux ou trois jours et s'efface du 13 au 14 mai.

Le 16 mai on prescrit un purgatif léger, et M. Blache, vu la
bénignité des symptômes et leur fugacité, se demande si l'enfant
n'a pas eu une roséole ; il lui permet de se lever et de circuler
dans la maison.

Le 18 dans la soirée, l'enfant est reprise de toux, de malaise, et le lendemain 19 mai, M. Blache constate du catarrhe laryngé avec enrouement, du catarrhe bronchique avec quelques râles sibilants et une vive rougeur de la gorge et du pharynx. Les 20, 21 et 22 ces phénomènes s'accentuent, le catarrhe oculaire apparaît, la fièvre est légère, le petit malade garde le lit.

Le 23 mai, apparition d'une éruption morbilleuse sur le corps ; la fièvre jusque-là insignifiante, prend rapidement une forte intensité; la température atteint 40° à midi, 39,6 à 5 heures du soir, 39,8 à 9 heures. Le pouls remonte à 124 pulsations; la respiration est courte et fréquente. L'éruption tardant à se généraliser on prescrit une potion à l'acétate d'ammoniaque ; on applique des sinapismes sur les cuisses; on enveloppe les jambes dans des bottes d'ouate. Mais, la situation, au lieu de s'améliorer, empire rapidement; la dyspnée est croissante; l'enfant est en proie à des alternatives d'agitation et de somnolence; les urines se suppriment presque; la rougeole revêt la forme ataxo-adynamique. Le Dr Derecq, appelé pendant la nuit, constate l'état alarmant de la petite malade, prescrit des ventouses sèches et un lavement purgatif.

Sur la demande de M. Blache, nous nous réunissons le lendemain 24 mai, à midi. Je constate tous les symptômes d'une rougeole maligne: éruption généralisée, face rouge et tuméfiée, agitation, anxiété respiratoire, 80 inspirations par minute, fièvre violente, 40° de température, 140 pulsations, suppression presque totale des urines.

L'auscultation fait percevoir des râles bronchiques; toutefois le catarrhe peu intense ne peut expliquer à lui seul l'état de la malade; il s'agit d'un état toxique infectieux et le pronostic nous paraît des plus graves.

En présence de cette rougeole maligne qui vient de créer en vingt-quatre heures une situation si alarmante et qui manque de devenir plus terrible encore, nous proposons les bains froids, qui, après quelques hésitations, sont acceptés par la famille.

Le premier bain est donné séance tenante, à midi et demi, l'enfant ayant 40° et étant en pleine éruption. Température 25°, durée douze minutes. On pratique des affusions froides sur la tête.

Après le bain, bien supporté, la malade est enveloppée dans un peignoir éponge. Une heure après, la température s'était abaissée à 39,5, la dyspnée était un peu moins intense, l'agitation moins forte, et l'enfant s'endormait par instants. Mais cette légère amélioration ne se maintient pas; à 4 heures la température remonte à 40°; l'agitation et la dyspnée reparaissent, et on donne à 5 heures un second bain froid à 24°. Ce bain, d'un quart d'heure de durée, n'amène aucun changement notable.

A 9 heures du soir, la température est de 39,8 ; on donne un troisième bain froid dont on abaisse la température à 23°.

Quand nous revoyons la malade à 10 heures 1/2, la situation est loin de s'améliorer ; les râles sont plus fins et plus nombreux dans le côté droit de la poitrine et nous nous demandons si le catarrhe bronchique ne va pas se compliquer de broncho-pneumonie.

Confiants dans la médication par les bains froids, nous décidons de continuer ce traitement pendant la nuit ; à 2 heures du matin la température était de 40° ; on donne un quatrième bain à la température de 23° et d'un quart d'heure de durée. A dater de ce quatrième bain l'amélioration se déclare ; la petite malade s'endort ; la peau devient humide ; la respiration est un peu moins fréquente ; la température décroît progressivement; les urines reparaissent. Nous voyons la petite malade dans la matinée à 8 heures et nous la trouvons améliorée. Les complications broncho-pulmonaires que nous redoutions la veille au soir ne sont plus imminentes. Les râles sont moins fins et moins nombreux. On donne un sixième bain à 2 heures et l'amélioration continue franchement. Un septième et dernier bain est donné à 7 heures du soir. La fièvre tombe progressivement; l'enfant dort toute la nuit d'un sommeil calme, et quand nous la voyons, le lendemain matin, on peut dire que la convalescence commence.

En vingt-quatre heures l'enfant a rendu un litre d'urine ; la respiration est excellente; la température est normale; l'éruption pâlit.

Le lendemain la desquamation commence, l'enfant est guérie.

OBSERVATION XVIII.

Rougeole hypertoxique maligne traitée par 7 bains froids. Guérison
(Dieulafoy, Société médicale des hôpitaux, 1890.)

Au commencement de l'année 1890 une jeune fille, âgée de
16 ans 1/2, est prise de rougeole paraissant normale au début.
Après une période d'invasion régulière, l'éruption se montre le
cinquième jour, et à cette époque, la fièvre était modérée et l'état
général satisfaisant.

Le sixième jour, l'aspect de la maladie changea complètement:
la température s'éleva; le pouls monta à 130, 140 pulsations. La
langue devint sèche et rôtie. Les urines diminuèrent de quantité et le délire apparut. En quelques heures la rougeole était
devenue maligne.

Le septième jour, après une nuit d'insomnie, cet état n'avait
fait que s'aggraver, et le huitième jour je fus appelé en consultation pour voir la malade. A ce moment, l'éruption n'existait plus
qu'à l'état de vestiges. La température était de 40,9. Le pouls
très accéléré était irrégulier et intermittent. Le cœur était en
collapsus, *les urines presque totalement supprimées*. La prostration et l'angoisse étaient fort accusées. En un mot, la situation
me paraissait si grave à midi que je ne croyais pas que la malade
pourrait passer la nuit. Il n'y avait ni broncho-pneumonie, ni
gangrène, ni suppuration ; en un mot aucune affection secondaire.

En présence de cette situation, et bien que les règles se fussent montrées à l'état d'ébauche depuis deux jours, je proposai
de plonger la malade dans un bain froid comme on le fait dans
la scarlatine maligne.

La famille réfléchit, se consulta, et à 5 heures seulement
nous autorisa à employer cette médication.

Je mis moi-même la malade dans un bain à 24°. Elle fut
prise d'un gros frisson, devint livide, si bien que j'eus un
moment d'inquiétude. Je fis couler l' eau froide sur la tête et
bientôt le pouls, qui, avant le bain, comptait 150 pulsations,
s'abaisse graduellement à 110 et devient plus régulier. Le bain

fut maintenu sans cesse entre 23 et 24°. Au bout d'un quart d'heure, la malade fut sortie de l'eau et enveloppée dans un drap. Elle s'endormit d'un sommeil calme et ne se réveilla que pour rendre *une urine claire et abondante.*

En présence de cette amélioration, la famille fut la première à réclamer la continuation du traitement. Un second bain fut donné à minuit. Un troisième à 3 heures du matin. La température ne marquait déjà plus que 39°.

Le lendemain à 8 heures elle ne dépassait pas 38,6.

Le deuxième jour, le pouls ne remonta pas ; les symptômes graves s'amendèrent. Je prescrivis encore quatre bains, et le lendemain,onzième jour, la température était à 37°. Etat général très satifaisant. La malade demandait à manger et tout danger était désormais écarté.

OBSERVATION XIX.

Scarlatine typhoïde, 92 bains, guérison (personnelle) (1).

M... (Ernestine) âgée de 27 ans, entre le 22 avril à l'hôpital temporaire d'Aubervilliers.

Le 23 avril, à l'entrée, on constate une rougeur uniforme, d'ailleurs peu marquée, au niveau de la poitrine et du cou. Le voile du palais et les piliers sont rouges. Amygdales tuméfiées ; quelques rares points blancs au niveau des cryptes.

Etat typhoïde marqué. La langue est sèche, rôtie, les dents sont fuligineuses, l'anorexie est complète, la soif ardente. La stupeur, l'hébétude sont très accentuées. Le cœur est rapide, mais les contractions sont bonnes.

La malade urine sous elle; cependant, on peut recueillir 480 cc. d'urines troubles, rougeâtres et albumineuses.

Régime lacté et bains froids toutes les trois heures.

Le 24. Dans la nuit le délire a été intense. Ce matin,la malade répond mal aux questions qu'on lui pose. La langue est toujours sèche, rôtie, les lèvres fuligineuses. Angine intense. Battements

---

(1) Inédite.

cardiaques très rapides. La malade urine peu, 100 cc. environ. Albumine en notable quantité. T. maxima 40,5.

Le 25. La température commence à baisser, elle n'a pas dépassé 40°. D'autre part, les bains froids semblent avoir avantageusement modifié les phénomènes nerveux ; la jactitation et la stupeur sont moindres. Cependant l'adynamie persiste ; la malade urine toujours sous elle ; le cœur bat toujours rapidement ; le pouls est petit, filiforme ; la langue est toujours sèche.

L'éruption du cou et du tronc a totalement disparu. L'angine est moins intense.

Le 26. Nuit calme. Les périodes d'accalmie qui suivent

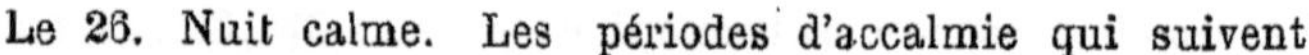

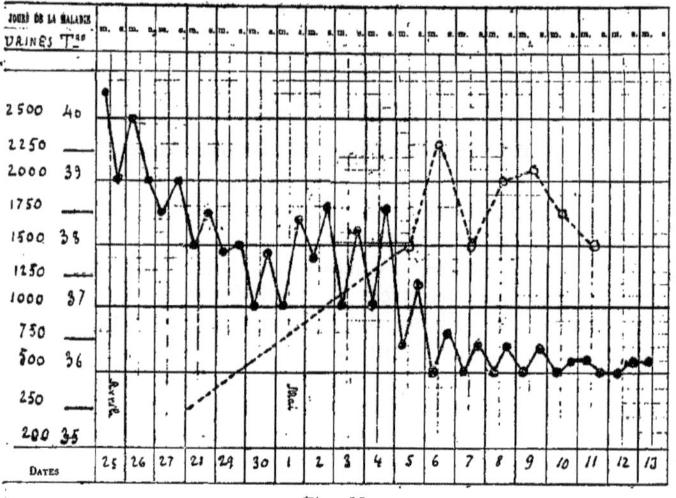

Fig. 10.

l'administration des bains sont prolongées. La malade dit qu'elle se sent beaucoup mieux quand elle a été baignée. La contraction cardiaque est bonne, mais le cœur bat toujours rapidement. L'angine a à peu près disparu. La malade urinant toujours sous elle, il n'est pas possible de noter la quantité d'urine rendue.

T. maxima 39°.

Le 27. La température continue à baisser ; elle oscille aux environs de 39°. La malade urine toujours sous elle; cœur rapide. La langue est moins sèche.

Le 28. La température n'est plus que de 38,2 ce matin. Nuit bonne. La malade commence à causer intelligemment ; elle accuse de plus en plus une grande amélioration dans son état après les bains.

A partir de ce jour, le mieux a été en s'accentuant, la température s'est maintenue aux environs de 38°. Toutefois, à cause de l'état d'adynamie persistant, les bains ont été continués jusqu'au 8 mai. Cette observation montre donc bien que ce n'est pas uniquement sur la température qu'il faut se guider pour administrer les bains froids. Cette malade en a pris 92. Guérison.

OBSERVATION XX

Scarlatine ataxo-adynamique. Bains froids. Guérison (Juhel-Renoy) (1).

·. M... (Mabel), 18 ans, domestique, névropathe, entre le 17 avril à l'hôpital temporaire d'Aubervilliers.

La malade est dans un état tel qu'elle ne peut donner aucun renseignement. Agitation extrême, stupeur, hébétude. On remarque sur la poitrine et au niveau des jointures une éruption rouge, granitée, caractéristique. Langue sèche, fuliginosités. Amygdales et voile du palais très rouges. La malade urine sous elle. Le cœur bat rapidement ; rythme pendulaire. Disque d'albumine dans les urines. T. R. soir 41°.

Le 18. Nuit agitée. T. matin 40°; hébétude; la physionomie est hagarde. La malade ne répond pas aux questions qu'on lui pose. Le pouls est dicrote ; l'état typhoïde est d'ailleurs aussi marqué. Il y a des vomissements bilieux. L'éruption présente les mêmes caractères.

On donne de 'la lactose et on prescrit les bains à 24° progressivement abaissés à 20°. Affusions froides durant le bain.

____

(1) Inédite.

Au sortir du bain, la malade a une période de calme relatif.

Le 19. Nuit agitée ; la malade, trompant la surveillance, s'est promenée en chemise. Cependant la température baisse sous l'influence des bains. La quantité d'urine augmente un peu, 450 cc. On ne saurait attribuer cette augmentation à la lactose vomie immédiatement après son ingestion. Suppression de la lactose. Le rythme pendulaire du cœur persiste. Pouls rapide. L'angine et l'éruption diminuent.

Le 20. Nuit calme. L'influence des bains se fait sentir ; après le bain la malade est plus intelligente et répond aux questions. Les bains sont donnés à 23° et abaissés progressivement à 18°.

La quantité d'urine est remontée à 1.000 cc. au lieu de 80 cc. le 18 et 450 cc. le 19. Disque d'albumine moins épais. Le cœur est moins rapide, le pouls plus fort ; les vomissements deviennent rares. La température n'atteint le soir que 38,2.

Le 21. Nuit meilleure. La malade continue à être indifférente à ce qui l'entoure ; quantité d'urine : 1.200 cc. Le disque d'albumine est très léger. T. matin 37,5. Le pouls est rapide mais bon.

Le 22. Ce matin l'aspect de la malade est totalement modifié. A l'agitation a fait place une adynamie complète. La malade est dans une sorte de coma dont on a peine à la tirer. Les yeux sont à demi fermés. Elle laisse aller ses membres et ne cherche pas à les replacer si on les déplace de leur position primitive. En pinçant la malade on n'arrive pas à la tirer de sa torpeur ; à peine lui arrache-t-on une légère plainte. Elle urine sous elle.

Le 23. L'état comateux persiste. La malade urine sous elle.

Les bains froids sont continués ; à la sortie de chaque bain elle semble se réveiller un peu de sa torpeur.

Le 24. Même état. Le soir céphalée intense. La température atteint 39,2.

Le 26. La malade est moins abattue. Elle réagit mieux. Elle répond un peu aux questions ; elle urine moins sous elle. T. du matin 38,4 ; du soir 37,4.

Le 27. Amélioration ; l'intelligence renaît ; la malade demande à boire du bouillon. Sa physionomie est moins hébétée. Léger disque d'albumine. La malade perd toujours sous elle une grande quantité d'urine. Les bains sont continués.

Le 28. Ce matin, la malade a une paralysie complète de tout le côté gauche. Elle ne peut faire aucun mouvement avec le bras et la jambe de ce côté. Pendant le sommeil, elle remue spontanément ses membres de ce côté ; il s'agit donc bien d'une paralysie hystérique.

Le 29. L'amélioration de l'état général continue. L'expression de la figure est tout à fait changée.

A partir de ce moment, le mieux se continue. Les symptômes d'adynamie disparaissent progressivement mais lentement.

Le 5 mai. La malade a encore uriné sous elle. Guérison.

Remarque. — Ainsi la maladie semble s'être effectuée en deux temps : d'abord les symptômes ataxiques dominent la scène. Les bains froids les calment, et sous leur influence, la quantité d'urine augmente. Puis apparaît l'adynamie : alors les urines semblent diminuer de quantité ; mais la malade urine sous elle, et il est difficile d'apprécier si cette diminution est réelle. Les bains ont été donnés pendant toute la durée de la maladie.

OBSERVATION XXI

Scarlatine grave, bains froids, guérison (personnelle) (1).

W... (Frédéric), 23 ans, entre le 12 juin à l'hôpital temporaire d'Aubervilliers. Dès son entrée, dans la nuit, la température était à 41° ; on lui donne un bain froid.

Le 13. T. 40,6; urines 750 grammes. Le lendemain, 14, le malade est abattu; il ne répond pas aux questions. La contraction cardiaque est rapide, mais bonne. Pouls à 110. Urines : 800 grammes, sans albumine.

Le 15. On ordonne les grands bains froids toutes les trois heures. Il y a de la prostration, de l'insomnie; en un mot, état

_____

(1) Inédite.

typhoïde marqué. Angine scarlatineuse. Urines 850 grammes. Régime lacté et 50 grammes de lactose.

Le 16. La température se maintient aux environs de 39°5. L'angine est intense, mais le malade commence à desquamer. La prostration est complète; nombreux râles sibilants dans les deux poumons. Délire nocturne.

Urines 950 grammes sans albumine.

Le 17. L'abattement est moins grand. Le soir, la température monte à 40°2. Langue framboisée. L'encombrement des poumons persiste. Suppression de la lactose.

L'analyse des urines dénote la présence de 24 grammes d'urée dans les vingt-quatre heures. Un peu d'albumine.

Le 18. Le malade est en pleine desquamation ; l'angine dis-

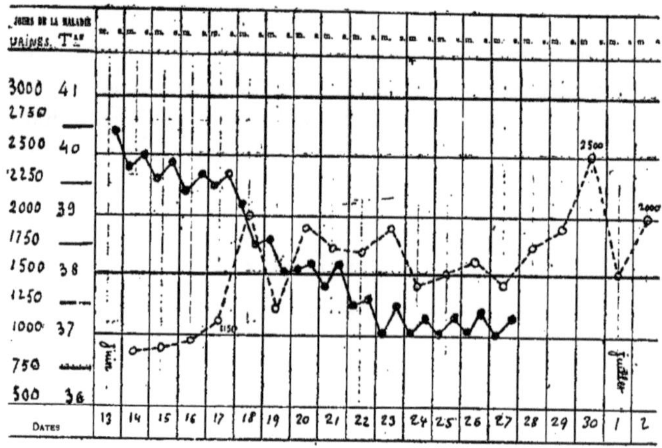

Fig. 11.

paraît. Amélioration ; le malade répond aux questions. Nuit calme. La température a oscillé entre 38 et 39°. Bonne contraction cardiaque. Pouls à 95. Urines : 16 grammes d'urée; pas d'albumine.

Du 19 au 22. L'amélioration persiste; la température oscille aux environs de 38°, mais il y a toujours un peu d'abattement, de l'inappétence ; la langue est encore sèche ; rudesse respiratoire et râles sibilants : on continue donc les bains.

Le 24. On supprime les bains. Le malade a sommeillé ; le faciès est tranquille ; l'appétit revient. Bonne contraction cardiaque ; le pouls est fort, régulier, à 70. Les poumons conservent une respiration rude en arrière.

A partir de ce jour tous les symptômes disparaissent peu à peu.

Le 1ᵉʳ juillet. La guérison est complète.

OBSERVATION XXII

Scarlatine à forme ataxo-adynamique traitée par les bains froids, guérison.
(Coffin, *in* thèse Guérin.)

Le jeune H..., âgé de 10 ans, est atteint le 12 mars 1882 d'une scarlatine qui s'annonce dès le début comme assez grave ; l'enfant est pris de convulsions précédées d'une violente céphalalgie et de vomissements ; il dort peu, sa peau est sèche. Pouls 120, température 39,8.

Deux jours après, le 14 mars, on appelle M. le Dᵣ Coffin qui constate l'aggravation de tous les symptômes nerveux ; l'insomnie est devenue complète, les convulsions sont plus violentes. La température est de 40,2 et le pouls bat 130. La dyspnée est intense et à l'auscultation, on entend distinctement à la partie médiane de la poitrine, et du coté droit, *un foyer de râles de broncho-pneumonie ;* les urines sont presque supprimées et l'érythème se généralise. Toute la surface de la langue présente une rougeur framboisée d'un aspect velouté. L'angine est allée en augmentant ; on constate une rougeur uniforme des piliers et des amygdales ; celles-ci se sont augmentées de volume ; la déglutition est douloureuse. M. le Dᵣ Coffin institue alors la balnéation réfrigérante.

Le 15. Premier bain à 26° ; durée du bain quinze minutes. A la sortie, température 39,6, pouls 116. Respiration moins précipitée. Les phénomènes nerveux persistent cependant.

Le 16. A 9 heures du matin, deuxième bain. A la sortie, température 39,8 ; elle était à l'entrée de 40,2. Le même jour à midi troisième bain et ainsi de suite toutes les trois heures.

Le 18. Sous l'influence des 8 bains donnés, la température est descendue à 38,6 et le pouls à 95. Les convulsions ont cessé ainsi que les vomissements ; la langue n'est plus rouge, l'angine a disparu. L'auscultation du foyer de broncho-pneumonie ne donne plus que quelques râles beaucoup moins secs. Les urines sont devenues abondantes : l'enfant urine un litre et demi par jour.

Le 19. La température est normale ; cessation de tous les accidents ; le jeune H... entre en convalescence.

CHAPITRE III

VARIOLE

Sommaire. — Indications : il faut baigner les varioles dès le début, dès qu'apparaissent les symptômes graves. — Les varioles hémorrhagiques d'emblée sont toujours mortelles, malgré le bain froid. — Statistique de M. Clément: 28 0/0 de mortalité au lieu de 80 0/0. Statistique de MM. Vinay et Riche : pour les varioles confluentes vraies, presques toujours mortelles, taux de la mortalité tombé à 57 0/0.

La question du traitement de la variole par les bains a été reprise de nos jours en Allemagne et en France. Kœnig (1874), pense que l'hydrothérapie diminue l'efflorescence des pustules et empêche les déformations cicatricielles. Weintraub, de Vienne, reconnaît l'utilité de la réfrigération dans le traitement de la variole ; il croit que l'eau froide favorise l'éruption et abrège ainsi la durée des prodromes. De son côté, Curschmann (in *Encycl. de Ziemssen*) admet que les bains froids, ne sont utiles qu'à la période initiale et dans le stade d'éruption ; ils peuvent devenir dangereux à la période de suppuration.

Les travaux français les plus récents sont ceux de MM. Clément, Vinay et Riche, de Lyon.

Contrairement à l'opinion de Curschmann, M. Clément, médecin des hôpitaux de Lyon, pense que c'est surtout à la période de suppuration (1) qu'il faut baigner les varioleux, parce que c'est le moment où la maladie est surtout grave. C'est dans les *formes confluentes vraies*, dans les formes *hemorrhagiques* ou *irrégulières* de l'éruption, dans les formes *hyperpyrétiques* que la médication réfrigérante s'impose. C'est, dit-il, le mode de traitement le plus héroïque et le plus efficace dans la variole grave. Avec les anciennes méthodes, M. Clément avait une mortalité de 80 0/0 dans ces formes graves ; l'emploi des bains froids a fait baisser ce taux au chiffre de 28,5 0/0. M. Clément recommande les bains à 25° ou 28°; deux à trois suffisent dans les vingt-quatre heures, dit-il. En effet, un bain donné pendant la période de suppuration à cette température, et continué jusqu'à ce que le frisson éclate (en général quinze à vingt minutes) produit un abaissement de 2 à 3 degrés (4° dans une observation) (2). Avec un bain plus froid, on pourrait craindre le collapsus. Cette chute considérable de la température, deux, trois fois plus grande que celle observée dans la fièvre typhoïde à la suite des bains, s'explique par ce fait « qu'autour des boutons il y a toujours une fluxion très intense ; les capillaires dilatés présentent une grande masse de sang, une plus grande surface à la réfrigération, qui dès lors s'opère avec plus de rapidité que dans la dothiénentérie ». Le malade bénéficie longtemps de cette réfrigération ; trois heures après le bain, la température ne s'est élevée que de quatre dixièmes seulement; de la troisième à la cinquième heure, elle monte de 1° à 1°5. Les bains doivent donc être donnés plus rarement que dans la fièvre typhoïde. L'éruption a toujours été favorablement influencée. M. Clément

---

(1) M. Clément est seul de cette opinion; MM. Desnos, Huchard, Vinay, Riche, Juhel-Rénoy préconisent l'emploi des bains dès la période d'invasion.

(2) Ces abaissements considérables de la température après le bain ne sont pas signalés dans les observations des autres auteurs.

pense qu'une des meilleures actions des bains est de modifier par osmose les produits septiques des pustules, et de tarir
ainsi la source de la fièvre de suppuration.

MM. Desnos et Huchard admettent que dans les varioles
confluentes et hémorrhagiques d'emblée la mort est la règle(1)
(5 guérisons sur 2500 cas) quel que soit le traitement employé.
Au contraire, les varioles cohérentes, confluentes et hémorrhagiques secondaires peuvent guérir. Il y a donc une
distinction capitale à faire dans les statistiques. Ces auteurs
pensent que les bains doivent être donnés dès la période d'invasion.

MM. Vinay, Riche, Juhel-Renoy, sont d'avis de recourir à la
réfrigération dès le début de la maladie, dès que paraît la
fièvre. Il faut donc donner le bain froid aussitôt que possible,
si on veut faire de la prophylaxie, ménager l'intégrité des
organes déjà fort compromis quand vient la période de suppuration. M. Vinay est d'avis, au stade de maturation, de remplacer les bains froids par les bains tièdes à 28° mieux tolé-
rés, et qui produisent le même abaissement thermique. Les
statistiques de MM. Vinay et Riche sont les suivantes : varioles
cohérentes, 23 0/0 de mortalité ; varioles hémorrhagiques
d'emblée 100 0/0 ; varioles confluentes, 57, 90 0/0. Or, par
les anciennes méthodes les varioles confluentes vraies guérissent rarement. Pour M. Vinay, les bains froids n'empêchent
pas l'éruption de se faire : ils la favorisent au contraire.

On voit donc combien cette question de la réfrigération
dans les varioles graves est délicate et controversée. Dans
cette maladie on se heurte à des accidents d'un caractère absolument spécial : suppression des fonctions de la peau,

---

(1) Il faut noter que MM. Desnos et Huchard se trouvaient dans des conditions
particulièrement défavorables (épidémie meurtrière de 1870-1871).

asphyxie cutanée, asphyxie globulaire, intoxication profonde du sang, dégénérescence du myocarde, pyohémie. Le taux de la mortalité sera donc toujours plus élevé que dans les autres infections; il faut s'y attendre, même avec la méthode réfrigérante.

Pour nous, nous pensons, avec M. le Dr Juhel-Renoy, que dans les varioles graves, hyperpyrétiques, typhoïdes, il faut baigner le malade *le plus tôt possible*, sans tenir *aucun compte de l'éruption*. C'est de l'état général qu'il faut s'occuper, c'est contre les grands symptômes d'intoxication qu'il faut lutter. Dès l'apparition de ces symptômes, stupeur, abattement, hyperthermie, délire, etc, il faut prescrire les bains froids administrés selon les préceptes de Brand. Là, croyons-nous, est la véritable indication de la médication réfrigérante.

OBSERVATION XXIII.

Variole confluente. 48 bains froids, guérison (Riche).

B... (Joseph), 23 ans. Salle Saint-Joseph, n° 20.
Le 21 mars, début de l'invasion.
Le 24 mars, début de l'éruption. Pas d'épistaxis ni de délire; peau sèche, brûlante, faciès typhique. T. R. 41°. Bains froids à 28° toutes les trois heures.
26 mars. La température baisse peu après les bains. Néanmoins le malade s'en trouve fort bien; les douleurs lombaires, la céphalalgie qui étaient très vives ont disparu; l'éruption commence à la face où elle est seulement papuleuse. Elle paraît devoir être confluente à ce niveau. Sur le tronc et les membres l'éruption a été rare jusqu'à présent. T. R. 39, 9.
27 mars. Gonflement de la face. 39°1.
28 mars. Pour la première fois, il y a eu un peu de délire pendant la nuit. Le malade se levait, disait qu'il allait à l'hôpital de la Croix-Rousse et a demandé plusieurs fois l'aumônier pour se

confesser. Ce matin, T. R. 37°. *Éruption très confluente* à la face
et aux membres.

29 mars. Délire très marqué cette nuit; le malade a tenté de
se lever et de partir. Il se croyait sous le coup d'un mandat
d'amener; des agents de police venaient le chercher, etc. T. R.
le matin 38°, le soir 39,5.

30 mars. Le délire a continué modéré dans la matinée d'hier,
mais violent dans la soirée. Camisole de force. Refuse de boire
parce qu'il prétend qu'on veut l'empoisonner.

31 mars. Le délire a cessé depuis hier matin; il y a une chute
de la température. T. R. 37,5. La dessiccation commence. Guérison.

Du 25 mars au 31 le malade a pris toutes les trois heures un
bain à 20° de quinze minutes. Chaque bain abaissait la température en moyenne de cinq dixièmes de degré.

OBSERVATION XXIV.

Variole hémorrhagique; confluence de l'éruption, 7 bains à 28°; guérison.
(Clément, *Lyon méd.*, 1877.)

B...., entré le 9 juillet salle Sainte-Jeanne, au premier jour de
l'éruption, avec une température de 41°2. Dès le lendemain, on
constate une forme confluente anormale avec teinte livide de la
peau des membres. A côté de simples papules on voit déjà,
comme cela est fréquent dans la variole hémorrhagique, quelques
gros boutons remplis de sang.

Le 12 juillet, au quatrième jour de l'éruption, l'état du malade
est devenu très alarmant. Son agitation est extrême et son délire
assez violent pour nécessiter l'emploi de la camisole de force.
L'éruption est tout à fait irrégulière; *elle ne lève pas* et de plus
les ecchymoses des membres autour et dans l'intérieur des boutons ont augmenté d'étendue.

La température était peu élevée, car on était tout à fait au
début de la fièvre de suppuration qui s'annonçait d'une façon si
alarmante. On fit prendre au malade, à 4 heures du soir, un
bain de trois quarts d'heure, à 28°, jusqu'à ce qu'il éprouve dans
l'eau un frisson marqué. Ce premier bain eut pour effet immédiat
de faire cesser le délire et l'agitation.

A partir de ce moment, le malade répondit nettement aux questions et manifesta la satisfaction qu'il éprouvait. La déglutition avant le bain était difficile et le malade souffrait d'une soif intense; ces phénomènes disparurent aussitôt après le bain. La nuit fut très calme.

Le lendemain 13, la température était de 39,6 à 39,9; le malade prend deux bains de 28°,C, et d'une demi-heure. Dès ce jour, l'éruption revêt un meilleur aspect; les boutons deviennent plus uniformément volumineux et lactescents au visage; les ecchymoses des membres persistent, mais elles ne sont pas étendues, et leur teinte livide est moins prononcée; le délire a complètement cessé.

Le 14. Température : 38,9; la peau est devenue sudorale; la lactescence remplace l'exsudat hémorrhagique des boutons; on note le gonflement des mains.

En résumé, le malade a pris régulièrement deux bains par jour du 12 au 16 juillet, soit sept bains d'une demi-heure et à 28°. La dessiccation a commencé rapidement. Le 17, le malade prend encore deux bains peu prolongés pour laver les croûtes. A partir de ce moment, la courbe thermométrique s'est maintenue entre 38° et 39° jusqu'au quatorzième jour de l'éruption. Sort guéri de l'hôpital le 9 août.

Remarque. — M. Clément fait observer qu'il s'agissait là d'un cas de variole extrêmement grave; il y avait une température de 41,2, et un délire violent. Il est juste de dire, cependant, que c'était une *variole confluente anormale avec teinte livide* de la peau plutôt qu'une véritable variole hémorrhagique. « Quelle que soit d'ailleurs l'opinion que l'on se fasse sur la manière dont les bains ont agi dans ce cas particulier, l'amélioration a été tellement immédiate, instantanée même, que l'on ne peut, sans parti pris, se refuser à reconnaître que cette action a été salutaire et inespérée ». L'auteur fait de plus remarquer, pour ceux qui craignent la *rétrocession*, que sous l'influence des bains l'éruption est devenue de plus en plus belle.

OBSERVATION XXV

Variole confluente, hyperthermie ; 11 bains de 25° à 28° ; guérison. (Clément.)

R.., maçon, 19 ans, salle Sainte-Jeanne n° 20. Il entre le 26 juillet, au septième jour de l'éruption, en pleine fièvre de suppuration. Dès son arrivée son état était très grave. Le lendemain la température s'éleva progressivement et d'une façon continue, en vingt-quatre heures, de 40,5 à 41,6 comme dans les *périodes terminales à augment brusque*. L'agitation du malade était très grande, ses plaintes incessantes, pouls à 120 ; la langue sèche et fuligineuse n'articulait que des sons incompréhensibles En présence d'un état aussi grave qui annonçait une mort prochaine, M. Clément fit prendre à 4 heures un bain à 28° d'un quart d'heure, jusqu'à ce que le frisson éclatât. De 41,6, la température tomba à 38°, c'est-à-dire de 3,6. Amélioration très accusée. Le malade ne poussait plus de gémissements ; le pouls qui était petit, misérable, à 120, était tombé à 84.

Le 30 juillet, la température était à 39,5. La nuit a été bonne. Cependant le malade recommence ses plaintes ; la langue est sèche et fulgineuse. Raucité de la voix depuis les premiers jours, mais pas de signes stéthoscopiques anormaux. Bain ; après le bain la température tombe à 36,7. Trois heures après, température à 37,1, soit une ascension de 4/10 en trois heures. A 4 heures du soir, la température remonte à 40,5 : nouveau bain. Après le bain, température à 38,9.

Le 31, le malade prend 3 bains dans les mêmes conditions. Ce jour-là est le 1er août ; les températures avant les bains sont encore de 40°. Mais à partir de ce jour, la ligne des sommets s'abaisse d'une façon continue et le malade ne prend plus que 2 bains dans sa journée jusqu'au 3 août, où il prend un onzième et dernier bain. Apyrexie le 7.

L'auteur fait remarquer que son malade offrait tous les caractères des courbes *ultimes à augment brusque*. Il a donc obtenu pour les bains une guérison dans un *cas où la variole est toujours mortelle* (Clément).

OBSERVATION XXVI

Variole confluente, homme de 48 ans, 15 bains à 25 ou 22, guérison (Clément).

François P... 48 ans cultivateur, entre le 8 août 1876 salle Sainte-Jeanne, n° 1. Début le 4 août. Après les symptômes ordinaires de la période d'invasion et d'abondantes épistaxis, l'éruption apparaît le 7. Le soir dès son entrée la température est à 41°.

Le 9. T. m. 39. Rougeur diffuse de la face avec nombreuses papules très petites et très serrées. Rougeur diffuse sur le tronc avec papules plus volumineuses dans la région sternale. Pouls à 100. T. 39,7.

Le 11. T. 39,5; pouls à 112. Les boutons plus volumineux commencent à blanchir au front; confluence extrême à la face, sur le thorax, aux bras; corymbes sur les membres inférieurs. T. soir 40,9. La fièvre de suppuration s'annonce donc très intense.

12 août. T. matin 40,4; pouls 120. Gonflement très considérable de la face surtout à l'angle des mâchoires; gonflement des pieds et des mains. A 10 heures: bains à 25° ; après, 39,3. A partir de ce moment il prend régulièrement 2 bains par jour, dont la température varie de 22 à 23°. Du 12 au 19 il prend ainsi 15 bains. Guérison. L'influence des bains sur le nombre de l'éruption et de la malade a été des plus heureuses et des plus évidentes dans ce cas « qui est un très beau succès pour la méthode » (Clément).

OBSERVATION XXVII

Variole grave, hyperthermie, 4 bains, guérison.
(Pécholier. *Gaz. heb. de Montpellier*, 1883.)

Il s'agit d'un homme de 40 ans ayant des antécédents névropathiques.

Au quatrième jour apparition du rash. T. axillaire 41,4 ; pouls misérable à 132. Angoisse extrême ; délire ; l'éruption commencée depuis deux jours s'est bornée à un petit nombre de papules sur le front et les joues. Bain de 20° destiné non seulement à combattre l'hyperthermie, mais encore à « *rompre le spasme qui entrave l'éruption.* » T. après le bain 41,2, mais le malade accuse un

réel soulagement ; injection hypodermique de 1 gramme d'éther
sulfurique.

Le lendemain, cinquième jour de la maladie, l'éruption se des-
sine franchement ; il y a une amélioration réelle ; 2 bains à
23° dans la journée.

T. matin 40,7 ; pouls 116. T. soir 39,8,

Les 2 bains ont été suivis tous deux d'une injection d'éther.

Le sixième jour T. à 38,2 ; pouls 98. Dernier bain suivi d'une
injection d'éther. L'éruption, assez abondante à la face, est discrète sur les membres. La marche de la maladie est ensuite régulière ; le malade peut se lever le treizième jour ; le vingtième
jour la guérison était complète.

OBSERVATION XXVIII

Variole confluente, état typhoïde, 38 bains froids à 18°, guérison
(Juhel-Renoy) (1).

A... (Bazile), homme de peine, entre le 2 mai à l'hôpital d'Aubervilliers avec une *variole confluente à la face, cohérente sur les
membres*. L'aspect typhique est très marqué ; le malade semble
complètement ahuri ; sa langue est sèche, la soif est vive ; il ne
dort pas la nuit ; le délire est considérable. Le pouls est
rapide et légèrement bondissant ; la température s'élève le soir à
39 1/2. Les urines sont rares : 300 cc. ; on y trouve une notable
quantité d'albumine. En présence de cette situation si grave on
ordonne un bain froid à 18° toutes les trois heures.

Le lendemain (4 mai) la quantité d'urine s'élève déjà à 800 cc.
Le malade est toujours dans la stupeur.

Le 5, la température baisse à 37 1/2 ; les urines atteignent
1.200 cc. ; le pouls est toujours un peu rapide ; les contractions
cardiaques sont bonnes ; l'insomnie persiste encore.

Le 6. La température s'élève le soir (39°) ; elle correspond à la
période de suppuration qui a commencé. L'état général est
meilleur ; il n'y a pas de délire ; la langue est humide ; la quan-

_____

(1) Inédite.

tité d'urine dépasse 1.500 cc.; on n'y trouve plus qu'un léger disque d'albumine.

A partir de ce jour, la température a baissé régulièrement ; le 8, elle n'a pas dépassé 37,4 ; l'albumine a disparu ; la dessication a commencé à la face. Le malade peut être considéré comme sauvé ; le 9, il entre en couvalescence. Les bains froids (8 par jour) ont été continués jusqu'au 8 mai.

CHAPITRE IV

PNEUMONIE ET BRONCHO-PNEUMONIE

Sommaire. — Historique. Le bain froid n'aggrave jamais la pneumonie ni la broncho-pneumonie; il décongestionne rapidement le poumon. Il rend son énergie au cœur toujours affaibli dans les maladies pulmonaires. Nécessité d'administrer les toniques. Statistiques et observations.

Il n'y a guère qu'une quarantaine d'années qu'on traite la pneumonie grave par les bains froids. Les premiers essais furent faits en Suisse et en Allemagne par Vogel (de Berne) Nissen (d'Altona) Weber (de Kiel). Jurgensen fut le partisan le plus résolu de cette thérapeutique. En France, M. Gignoux lut en 1883, à la Société des Sciences médicales de Lyon, cinq observations de pneumonie grave guéries par les bains froids. En 1884, M. le Dr Chaumier, de Tours, apporta au congrès de Blois pour l'Avancement des Sciences 35 cas de phlegmasie franche du poumon tous guéris par la réfrigération. A Paris, MM. Dieulafoy, Rendu, Barth, Juhel-Renoy, Sevestre, Hutinel, etc., sont partisans de cette méthode qu'ils ont expérimentée avec succès dans leurs services.

« Je n'ai jamais vu le bain froid exercer des effets nuisibles sur le poumon » dit M. Hutinel (1). C'est d'ailleurs l'avis de tous les médecins qui ont eu l'occasion de baigner les pneumoniques.

---

(1) *Bulletin médical*, mai 1892.

Dans la pneumonie et la broncho-pneumonie, le mode d'action du bain froid ne diffère en rien de celui qui a été étudié dans les autres infections graves. Il faut noter que le bain agit ici comme un révulsif : « Une révulsion énergique se produit analogue à celle que déterminerait l'urtication jadis préconisée par Trousseau » (Barth). A la constriction brusque des vaisseaux périphériques succède la dilatation produisant une dérivation analogue à celle qu'amène un sinapisme, mais un sinapisme d'une grande étendue, puisque toute la surface du corps est intéressée dans la réfrigération (Hutinel). On a pour preuve de cette dérivation du sang la diminution d'étendue du foyer pneumonique, diminution qu'on peut constater en auscultant le malade au sortir du bain (Jurgensen, Hutinel).

Dans les affections pulmonaires, le froid agit surtout en rendant son énergie au cœur. On sait que dans la pneumonie « le danger est au cœur »; que les pneumoniques meurent bien plus par cet organe que par les poumons. Le bain froid empêche la dégénérescence du muscle cardiaque en abaissant la température et en produisant l'élimination des toxines ; il a une action stimulante propre sur le système vasculaire tout entier ; il augmente le tonus des vaisseaux (Winternitz, congrès de Wiesbaden, 1886) ; il en résulte que loin de produire l'hyperémie du poumon, il en amène rapidement la décongestion ; enfin, il lutte avantageusement contre les phénomènes paralytiques par son action stimulante sur le système nerveux.

Le cœur mérite donc une attention spéciale dans toutes les affections graves du poumon. Il sera surveillé avec soin ; mais il faut savoir que sa faiblesse ne s'oppose pas à la balnéation, qu'elle la réclame au contraire. Cette surveillance doit s'exercer surtout lorsque l'adynamie cardiaque est très prononcée, dans la crainte d'une syncope et de l'asphyxie pendant le bain. Aussi sera-t-il bon de prescrire les stimulants du cœur. Avant, pendant, et après le bain, on doit faire prendre aux malades de l'alcool, du thé, du café, etc., « aliments qui ne sont pas seulement le fouet du cœur, mais qui en sont encore l'avoine » (Jurgensen). Il est parfois prudent de donner les bains à 24°, 25°, et de les refroidir progressivement. Nous avons déjà décrit la conduite à tenir dans les cas où l'adynamie cardiaque est extrême, et nous n'y reviendrons pas ici (1).

Les enfants, même très jeunes, supportent parfaitement les bains froids ; chez eux le cœur est généralement sain ; il n'a point, comme chez l'adulte, subi les atteintes de maladies antérieures. Toutefois, en raison de la susceptibilité réflexe de cet âge, il est bon de prescrire les bains de quelques degrés plus élevés que pour les adultes (Thomas). Il ne faudrait pas cependant, s'exagérer la crainte du collapsus, puisque Jurgensen a donné des bains de 6° à sa propre fille âgée de 18 mois, et que ces bains ont été parfaitement supportés.

Dans la broncho-pneumonie des enfants, on obtient parfois des résultats inespérés, qu'elle complique la rougeole, la grippe, la coqueluche, la diphtérie. On sait combien la broncho-pneumonie est redoutable. Roger ne compte que 52 guérisons sur 199 cas, soit une mortalité atteignant les 3/4 des malades. Dans la coqueluche, la mortalité est de 50 0/0 ; elle est de 33 0/0 dans la rougeole (Ziemssen). Au-dessus de 6 ans, la mortalité n'est plus que d'un sixième des malades. « Ces chiffres sont un peu plus forts que ceux des auteurs allemands qui attribuent cette différence aux traitements qu'ils emploient, principalement à l'hydrothérapie. » (Balzer, in *Dict. Jaccoud, article Broncho-pneumonie*).

Tous les médecins qui ont soigné par les bains des broncho-pneumonies graves (température à 40 ou 41° ; fréquence

---

(1) Voir 1re partie, pages 25 et 34.

exagérée du pouls et de la respiration, phénomènes nerveux; convulsion, éclampsie, délire, asphyxie progressive, teinte cyanique des extrémités, etc.), sont unanimes à déclarer que l'hydrothérapie a sauvé des petits malades considérés comme perdus.

Rilliet et Barthez, Cadet de Gassicourt, conseillent l'usage des bains à 34°, Guersant, Blache, Roger, Despine et Picot recommandent les bains entre 28 et 30°. MM. Dieulafoy, Sevestre, Juhel-Rénoy, Hutinel les administrent entre 18 et 25° et d'une durée variant de huit à quinze minutes.

« J'ai souvent traité, dit M. Sevestre (1). des enfants atteints de pneumonie, et j'ai le plus souvent retiré de cette médication les effets les plus favorables... Ce n'est pas seulement dans la pneumonie franche que des bains peuvent être utiles, c'est aussi dans la broncho-pneumonic ; quelle que soit la maladie au cours de laquelle elle se développe... j'ai observé quelques guérisons sur lesquelles je ne comptais pas. La médication par les bains froids me paraît indiquée dans toutes les formes graves de la pneumonie franche des enfants et dans les formes même modérées de la broncho-pneumonie. » M. Sevestre fait remarquer que les résultats sont pourtant moins favorables dans la broncho-pneumonie que dans la pneumonie franche.

« Je ne donnerai pas de statistique, dit M. Hutinel (2) ; à l'hospice des Enfants-Assistés, j'ai vu des succès superbes... En ville, j'ai traité 12 enfants atteints de broncho-pneumonie par les bains froids. J'ai eu 5 morts. Sur les 7 guérisons, je compte 1 enfant de 2 mois, 1 de 6 mois, 1 de 9 mois et 2 de 1 an. » M. Hutinel donne le premier bain à 28°, les autres à 24°, et jusqu'à 18°.

---

(1) Société médicale des hôpitaux, 1892.
(2) Hutinel, *loco citato*.

Lorsque la famille est timorée et s'oppose à ce que l'enfant soit baigné, M. Sevestre emploie le procédé suivant pour faire accepter les bains : il met un peu de farine de moutarde dans la baignoire, et il administre le bain en faisant croire à la famille qu'il veut obtenir une forte révulsion par la moutarde.

Statistique des pneumonies. — En 1873, Fismer publia une statistique portant sur 460 cas. La moitié appartient à une époque où il n'employait pas encore les bains froids.

Sur 230 pneumonies non traitées par les bains froids, il y eut 60 morts (26,1 0/0) et parmi elles 28 pneumonies doubles et 17 morts (60,7 0/0).

Dans la période des bains froids, sur un nombre égal de pneumonies, il y eut 38 morts (16,5 0/0) et parmi ces cas mortels, 26 pneumonies doubles avec 10 morts (38,5 0/0).

Donc, avec le traitement réfrigérant, la mortalité est de 16,5 0/0, au lieu de 26,1 0/0 pour la pneumonie en général, et de 38,5 0/0, au lieu de 60,7 0/0, pour la pneumonie double.

Dans la période des bains, on ne baigna que les cas où la la température atteignait 39°. 78 malades échappèrent ainsi à la réfrigération. Ce fait ne donne que plus de valeur à la statistique.

Jurgensen donne les chiffres suivants :

Sur 567 cas, 72 morts, soit 12,7 0/0, se décomposant ainsi :

De 0 à 20 ans, 360 cas, 3 morts, soit 0,8 0/0.

(M. Lépine, in *Dict. Jaccoud,* indique pour le même âge une mortalité de 9 0/0.)

De 20 à 40, 54 cas, 10 morts, soit 18,5 0/0.

De 40 à 80, 147 cas, 59 morts, soit 40,1 0/0

En faisant la moyenne de ces chiffres, on obtient une mortalité générale de 12,7 0/0, alors que la moyenne des chiffres donnés par M. Lépine (1) (pneumonies traitées par les méthodes ordinaires) est représentée par le nombre de 29 0/0.

Kisseef a traité 23 cas de pneumonies croupales par les bains : 4 morts ; et 21 cas sans bains : 12 morts.

Sur les 7 observations de Gignoux, 3 malades sont morts, dont 1 qui fut baigné et 2 qui ne le furent pas. Tous ceux qui guérirent furent traités par les bains froids.

Observation XXIX

Pneumonie grave ; bains froids ; guérison. (Barth, *Société médicale des hôpitaux*.) Résumée.

M... (Marie), 33 ans, fleuriste, entre le 28 mai 1888 à l'hôpital Tenon. Elle est très fatiguée et mal en train depuis un mois. Début de la maladie dans la nuit [du 25 au 26 mai, par frisson, fièvre, dyspnée intense sans point de côté ; le 26, toux fréquente, douleur vive dans l'épaule droite ; soif vive, un peu de délire la nuit.

Le 27. Dyspnée plus forte ; crachats visqueux, jaunâtres.

Le 28. Abondante éruption d'herpès labial. T. soir, 39,3.

Le 29. Matin, T. 39,8, signe d'induration pneumonique du lobe supérieur droit ; matité et souffle tubaire dans la fosse sus-épineuse (vésicatoire, sulfate de quinine, 1 gramme) ; le soir, T. 40,9.

Le 30. T. le matin, 40,6 ; la pneumonie s'étend dans l'aisselle et vers la base : dyspnée intense, crachats visqueux, franchement rouillés.

Langue très blanche ; peau chaude et sèche. Pouls 112 ; ventre ballonné, constipation (sulfate de quinine 1 gr. 50) le soir, T. 40,8.

Le 31. T. le matin, 41,3 ; délire cette nuit et adynamie prononcée ; la malade urine sous elle. R. 42. Crachats plus foncés et plus diffluents, presque jus de pruneaux ; l'hépatisation est

____

(1) *Dict. Jaccoud* : Article Pneumonie.

complète dans la moitié supérieure du poumon droit, et il y a de l'engouement diffus jusqu'à la base. Langue très sale, d'un blanc laiteux. P. 116, mou et dépressible ; urines fortement albumineuses.

On prescrit un bain à 27°, qui sera refroidi jusqu'à 20°, en l'espace d'un quart d'heure, à répéter toutes les quatre heures, en supprimant celui de 3 heures du matin, ce qui fait 5 bains par jour ; on a soin d'administrer une cuillerée de grog fort avant chaque bain et un peu de vin chaud après. Les bains sont bien supportés ; c'est à peine s'il se produit un peu de frissonnement vers la fin, quand la température du bain se rapproche de 20°. Le frisson cesse, du reste, aussitôt que la malade est remise dans son lit. Après chaque bain, la température s'abaisse de 1° environ. Elle remonte ensuite rapidement, mais sans atteindre le point primitif.

A 7 heures du soir, la température moyenne est de 40° ; le pouls est à 110 environ. Encore un peu d'agitation délirante la nuit, coupée par des alternatives de sommeil calme.

1er juin. Amélioration très marquée de l'état général ; faciès calme et reposé ; langue beaucoup moins blanche ; respiration moins impérieuse et moins pénible. Pouls égal et régulier à 110 ; T. 39°. Les signes physiques sont peu modifiés, mais l'extension de la pneumonie paraît s'arrêter. Même traitement. Le soir, T. 40°1.

Le 2. Encore un peu de délire cette nuit. T. ce matin, 38,6. P. 100, R. 48 ; il y a des signes de résolution commençante au sommet droit ; l'état général s'améliore rapidement. Même traitement.

Le 3. Après chaque bain de la nuit, la température est remontée à 38,5. Ce matin, à 9 heures, T. 37,4, P. 80, R. 40 ; les signes de résolution s'accentuent ; le souffle tubaire a presque disparu ; toux fréquente, grasse ; expectoration muco-purulente n'ayant plus le caractère pneumonique. T. soir, 38° ; bains toutes les six heures seulement.

Le 4. État général de plus en plus satisfaisant. T. 38,2. P. 100. R. 33. Langue bonne ; la malade s'alimente bien avec du lait, du bouillon, du thé au rhum ; action du cœur régulière ; au niveau du lobe supérieur droit la sonorité est presque entièrement revenue ; il n'y a plus de souffle ; respiration encore un peu rude, avec râles crépitants nombreux en haut, plus rares en bas (bains toutes les six heures), T. soir, 38°.

Le 5. T. 37,6, P. 96, R. 28. Suppression des bains.

Le 6. Apyrexie complête. Les signes d'hépatisation pneumonique ont complètement disparu ; l'appétit est bon, le ventre souple. La convalescence s'établit régulièrement et la malade engraisse rapidement ; le 22, elle quitte l'hôpital complètement guérie.

OBSERVATION XXX.

Peumonie et fièvre typhoïde ; bains froids ; guérison (Tripier et Bouveret.

Marie M..., 32 ans, ménagère, entre à l'Hôtel-Dieu, le 9 septembre 1881. Antécédents héréditaires tuberculeux. Début subit de la maladie, le 18 août, par une violente céphalalgie et par des bourdonnements d'oreille. Pas d'épistaxis ni de douleurs abdominales. La malade n'a d'évacuation qu'une fois par jour ; mais les selles sont diarrhéiques. Il y a huit jours, frisson à la suite duquel elle commence à tousser et à être très oppressée.

Actuellement la face et les extrémités sont cyanosées ; la respiration est fréquente, bruyante, avec râles trachéaux. et la dyspnée est tellement considérable qu'on craint que la malade ne succombe avant le lendemain. Langue très saburrale. Ventre volumineux, mais non douloureux. Taches rosées papuleuses déjà anciennes. Pas de gargouillements. Obtusion de l'ouïe. Expectoration abondante composée de crachats spumeux et muco-purulents. On trouve dans les deux poumons, mais surtout à gauche, des râles ronflants et muqueux. En outre, il existe à la base droite, en arrière, un souffle tubaire intense. A ce niveau, les vibrations ne sont pas diminuées et il existe de la bronchophonie et de la matité. Les bruits respiratoires sont tellement intenses qu'il est impossible d'entendre les bruits du cœur. D'autre part, la malade ne peut pas suspendre sa respiration, en raison de l'oppression permanente qu'elle éprouve. L'urine ne contient pas d'albumine. A l'entrée T. 41,2 (vers 3 heures). A 6 heures, 41,1.

On met immédiatement la malade au bain. Après le bain, 39,3. Température avant et après les bains jusqu'au lendemain matin à 10 heures : 40,9-39.5 ; 39,5-38,4 ; 39,9-39° ; 38,2-37,5. Dès le premier bain, la dyspnée a considérablement diminué et la malade se sent mieux.

Au moment de la visite, le 10, on constate, avec l'abaissement de la température, une amélioration très notable ; la malade peut se coucher et respirer librement. Toutefois, persistance des signes de la pneumonie du côté droit. La température remonte à 39,5 à 6 heures du soir, mais on se borne à donner un lavement froid, toutes les autres températures se trouvant à 38,5 ou au-dessous.

Le 11. A 10 heures du matin, la malade continue à dire qu'elle ne souffre plus et qu'elle va très bien, quoique la température soit remontée brusquement à 40°. Mêmes signes stéthoscopiques qu'à l'entrée. Expectoration muco-purulente. Pas d'albumine dans l'urine. On remet la malade au bain. La température oscille dans la journée entre 39° et 40°.

Elle redescend le lendemain matin, 12 ; on saute deux bains et elle se maintient ensuite entre 39° et 39,6. La rougeur des pommettes de la face tranche sur la coloration légèrement jaunâtre du reste de la face et des conjonctives. La malade répond bien aux questions, mais elle délire pendant la nuit. Toujours de la toux avec expectoration abondante ; souffle intense et râles nombreux.

Le 13, matin. Il y a moins d'oppression ; on n'entend plus, comme précédemment, des râles trachéaux à distance. Le souffle a presque complètement disparu ; on ne l'entend plus guère qu'en faisant tousser la malade ; mais il y a beaucoup de râles humides aux deux bases, en arrière. Expectoration moins purulente. Le visage est plus calme et la malade se trouve très bien. La température dépasse à peine 39° dans la matinée, mais le soir elle s'élève à 40° et même à 40,5.

Le 14. Les températures oscillent entre 40,4 et 39. Cependant le mieux s'accentue. La malade est calme et respire tranquillement. Pas de diarrhée. Le 15, T. 39,3 à 40,6. Le 16, abaissement notable de la température qui setrouve plutôt au-dessous de 39° ; on saute deux bains, mais le 17 elle remonte jusqu'à 40°.

Toutefois, l'amélioration continue à se produire. La face devient tout à fait naturelle. La malade a dormi et se trouve mieux. La toux est moins pénible. Il y a toujours un peu de souffle à la base droite et les râles sont encore nombreux dans les deux poumons. Pas d'albumine dans l'urine.

Le 18, le 19 et le 20, la température se maintient plutôt au-dessus de 39°, mais avec une légère tendance à s'abaisser. Pas d'albumine dans l'urine. On saute un bain le 21 et deux bains le 22.

Le 23, la malade ne prend qu'un bain, la température se trouvant d'abord au-dessous de 38°, atteignant seulement 39,4 le soir, pour redescendre ensuite au-dessous de 39°. Mais le 24 soir, la température remontant à 40°, on reprend les bains qui abaissent immédiatement la température. Toujours même signe stéthoscopique avec diminution de la sonorité à la base droite. L'urine contient des traces d'albumine non rétractile et de nombreuses bactéries. On saute un bain le 25 et trois bains le 26.

Le 27, deux bains, et le 28 un seul et dernier bain. 108 bains en dix-neuf jours. Guérison.

OBSERVATION XXXI.

Pneumonie grave, hyperpyrétique, bains froids, guérison. (Sevestre, *Soc. méd. des hop.* 1892.)

Il s'agit d'une fillette de 10 ans, prise, le 10 mai, subitement, de fièvre, céphalalgie, et d'un point de côté occupant la région antéro-inférieure gauche du thorax. Entre le 13, salle Triboulet ; température le soir, 39,8.

14 mai. Pneumonie occupant la moitié inférieure du poumon gauche et l'aisselle (matité, râles crépitants, souffle tubaire) Température le matin : 40,4 ; pouls à 140 ; respiration anxieuse à 54. Température le soir : 40,6, La nuit précédente avait été agitée ; face vultueuse, cyanosée, faiblesse et dépression très marquée. Traitement : 4 ventouses scarifiées, Todd, infusion de 20 centigrammes de feuilles de digitale. Pronostic très réservé.

15 mai. Température le matin : 39,6, pouls 132. Il y avait eu du délire la nuit. Respiration gênée ; face couverte de sueurs ; faiblesse extrême. La digitale est supprimée et remplacée par 20 centigrammes de caféine. On donne trois bains froids dans la journée ; l'abaissement thermique après le bain varia de quelques dixièmes à 1,2 ; après chaque bain, relèvement des forces et état de calme très caractérisé. Température des bains : de 25° à 20° pendant un quart d'heure environ.

Nuit tranquille ; le lendemain matin 38,6 ; pas de bain ; à la visite l'état était complètement différent de la veille ; oppression disparue, respiration calme ; pouls à 108, plus plein. Les signes d'auscultation étaient peu modifiés. Le soir la défervescence était complète : la température était à 37,6, Guérison.

OBSERVATION XXXII.

Pneumonie typhoïde, bains froids, guérison. (Gignoux. *Société des Sciences médicales de Lyon*, 1883,) Résumée.

St..., 33 ans, entre à l'hôpital le 28 avril. Mal en train depuis cinq à six jours. A son entrée, *état typhoïde grave*. Pouls à 116. T. R. 40,5. Submatité douteuse à la base droite en arrière ; obscurité de la respiration aux deux bases ; pas de râles.

On donna un bain de 20°, durée, quinze minutes. Léger frisson dans le bain. Deux heures après, T. R. 40,3. Trois heures après, nouveau bain. A la sortie du bain, le malade sent un point de côté intense à droite ; à l'auscultation : souffle tubaire très net et limité. Une demi-heure après le bain. T. R. 39°. Etat général meilleur. On fait une injection de morphine *loco dolenti*. Des compresses trempées dans l'eau froide sont laissées en permanence et changées toutes les cinq minutes. Le 29, 6 bains. Amélioration. Langue humide. *Urines plus abondantes*, légèrement albumineuses. Sommeil tranquille. Céphalalgie très diminuée. Mêmes signes stéthoscopiques. Injection de morphine.

Le 30, 7 bains ; abaissement de 1° après chaque bain. Pouls à 100.

1er mai. La température est à 38,3 le matin, 37,9 le soir. Suppression des bains. Crachats rouillés rares ; souffle tubaire diminué ; quelques râles. *Urines claires et abondantes* légèrement albumineuses.

2 mai. Température normale. Plus d'albumine. Le malade sort huit jours après complètement guéri.

OBSERVATION XXXIII

Broncho-pneumonie au cours d'une rougeole ; 9 bains froids à 20°, guérison.
(Juhel-Rénoy, *in* thèse Guérin.)

Isabelle S..., âgée de 20 mois, est prise le 12 décembre 1881 de convulsions subites. M. le Dr Rigal, médecin de la famille, est mandé ; il constate une température de 41,2.

L'éclampsie est subintrante ; il ne se passe pas un quart d'heure sans que l'enfant ne soit secouée par les convulsions ; le pouls est incomptable, la dyspnée se montre et rapidement le nombre des respirations s'élève à 60.

En présence de ces symptômes, M. Rigal songe à quelque complication pulmonaire, l'auscultation étant cependant négative, M. Jules Simon, mandé en consultation, juge le cas désespéré et pense qu'il faut se borner à donner de l'alcool et à sinapiser l'enfant.

En présence de la haute gravité de la maladie, la mort étant considérée comme imminente, M. Rigal se décide à tenter l'administration des bains froids et me charge, durant toute la soirée et la nuit, de ce soin. A 9 heures, je plonge l'enfant dont le facies asphyxique fait redouter la mort d'un moment à l'autre, dans un bain à 20°.

Pour éviter le collapsus qu'on redoute, je masse continuellement sous l'eau la petite malade. Vers la troisième ou quatrième minute, le frisson éclate cependant ; l'enfant ouvre les yeux, crie, bref, reprend connaissance ; on peut lui faire avaler un peu de grog et de lait.

A 11 heures, le pouls est toujours fuyant, la dyspnée aussi vive et de nouvelles convulsions se sont montrées. T.R. 41,4 ; je devance l'heure du bain et à 11 h. 1/2, même bain à 20° pendant cinq minutes.

A 2 heures, nouveau bain, la température rectale étant de 40,6 ; l'enfant crie énergiquement et avale des gorgées de lait.

A 4 h. 1/2, à 7 heures, nouveaux bains. L'enfant, après le cinquième bain, dort un quart d'heure, puis se réveille en sursaut et est pris de nouvelles convulsions.

A 8 heures, MM. Rigal et J. Simon constatent une légère détente. L'un et l'autre croient percevoir au sommet droit quelques râles fins. Aucune éruption sur les muqueuses ni sur le corps.

Le 13. Médication maintenue. A 10 heures, bain de six minutes, après le bain, frissons très violents qui secouent l'enfant et font craindre aux parents de nouvelles convulsions ; mais à partir de ce moment, l'enfant dort une heure. A son réveil, je l'ausculte et entends distinctement à gauche une plaque de souffle ; le diagnostic de broncho-pneumonie rubéolique est définitivement posé à midi par les consultants et *malgré la redoutable complication pulmonaire les bains sont maintenus.*

A 1 heure les convulsions ont cessé, mais la dyspnée est toujours extrême ; en raison de ce fait, et malgré l'abaissement de la température (39,7) nouveau bain. L'enfant tousse dans la baignoire.

A 6 heures du soir, il semble qu'une légère éruption se montre à la face (l'éclairage à la lampe ne permet l'affirmation), il est entendu que durant la nuit, les bains seront plus espacés et plus chauds.

A minuit et à 4 heures du matin, deux bains à 25° de cinq minutes. Sommeil de l'enfant après le bain. Les urines qui jusque-là paraissaient rares mouillent abondamment les langes.

Le 14 au matin, éruption type de rougeole ; la broncho-pneumonie à foyers multiples s'accuse ; le pouls est comptable, 165 pulsations. T. 39,8. R. 58.

L'amélioration est telle qu'on suspend les bains. A partir de ce jour l'éruption est classique. La maladie suit son cours et la guérison se fait en huit jonrs. On constate la résolution de la broncho-pneumonie. L'enfant sort le jour de Noël.

OBSERVATION XXXIV.

Broncho-pneumonie au cours d'une fièvre typhoïde ; bains froids. Guérison.
(Tripier et Bouveret, résumée.)

Il s'agit d'un homme, Joseph C..., âgé de 39 ans. A son entrée
le 25 octobre, à l'hôpital de la Croix-Rousse, son état est grave.
Il a de l'agitation et une céphalalgie très vive ; langue sèche,
soif ardente. Ventre météorisé, gargouillement dans les deux
fosses iliaques. P. 100, dicrote ; T. R. 40,4. Albumine dans les
urines.

Le malade a des quintes de toux fréquentes ; la sonorité thoracique est très diminuée à la base du poumon droit et jusqua
dans la fosse sous-épineuse. Le bruit respiratoire est très rude,
et mélangé de râles sous-crépitants très fins et très nombreux.
A gauche on entend seulement de gros râles humides et sonores.
Malgré cette complication thoracique grave, on ordonne les
bains froids à 20° toutes les trois heures. Dans la nuit du 25 au
26, le délire a été violent. Alimentation : lait, potage, un litre
de vin vieux dans les vingt-quatre heures.

Le 27. Température maxima 40,4 ; pouls : 104. La respiration
rude est remplacée par une respiration bronchique ; les râles
sont toujours nombreux et fins ; R. 40 ; toux fréquente ; crachats visqueux, adhérents au vase, fortement teintés en rouge.

Le 28. Amélioration générale ; la nuit a été plus calme ; ce
matin le malade répond nettement aux questions ; il n'a plus de
céphalalgie, et se déclare très soulagé ; la diarrhée a disparu.
Mais la fièvre résiste à la réfrigération : T. maxima 40,4 ; P.112.
On donne alors les bains à 15° ; des vessies de glace sont laissées
en permanence sur l'abdomen, les signes stéthoscopiques restent stationnaires.

Le 30. Les signes stéthoscopiques sont enfin modifiés ; la respiration a toujours le caractère bronchique, mais les râles fins,
moins nombreux, sont mêlés de gros râles sous-crépitants de
retour. Toux moins pénible, expectoration moins visqueuse.
T. maxima 39,9 ; pouls, 100 ; on reprend les bains à 20°, en continuant l'usage des vessies de glace en permanence.

Le 31. L'amélioration continue ; malade très calme ; il n'a plus le facies typhique ; langue humide et rose. Ce jour-là (onzième de la maladie) on découvre les taches rosées pour la première fois.

La respiration bronchique a disparu ; les râles sous-crépitants à grosses bulles y sont de plus en plus nombreux ; la broncho-pneumonie est en voie de résolution. T. a varié entre 39,8 et 40,3. Urines : 3.000 cc.

A partir de ce moment, l'amélioration locale et générale continue ; le 3 novembre, le malade a sauté 3 bains : T. se maintient entre 38,5 et 39,4 ; le malade commence à s'alimenter.

Le 5, le malade a rendu 7.200 cc. d'urine ; les maxima oscillent entre 38,5 et 39° ; R. 30. On n'entend plus que quelques râles muqueux à la base du poumon. La toux cesse peu à peu le malade ne crache plus. Le 9 novembre, il y a une légère recrudescence dans la fièvre, et on constate dans la fosse sous-épineuse du côté gauche un foyer de râles sous-crépitants fins : dès le lendemain, on ne constatait plus que des râles sous-crépitants de retour à grosses bulles. Le 12, on supprime les bains, la température oscillant entre 37,5 et 38,5.

Le 21 novembre, le malade est complètement guéri ; la période fébrile a duré vingt-six jours ; le traitement a nécessité 122 bains.

<h3 style="text-align:center">Observation XXXV</h3>

Broncho-pneumonie chez un enfant athrepsique, bains froids ; guérison
(Juhel-Renoy, résumé) (1).

Il s'agit d'un enfant de 5 mois, athrepsique, Emile Ang..., entré le 7 mai 1893, à l'hôpital d'Aubervilliers avec sa mère atteinte de scarlatine. L'enfant eut un double foyer de broncho-pneumonie, l'un au sommet gauche (râles fins et souffle), l'autre, plus léger, du côté droit (râles nombreux). Les températures maxima se sont élevées à 40° ; pouls extrêmement rapide, presque incomptable ; agitation extrême ; dyspnée très marquée ; la situation était donc très grave.

Le 9. L'enfant pris un bain à 20° qui fit tomber la température de 40° à 39°.

Inédite.

Le 10. Nouveau bain : T. avant, 39° ; après, 38° ; 3ᵉ bain 1 heure de l'après-midi, 4ᵉ bain à 5 heures.

Le 11. La température remonte à 40°, bain ; la température tombe à 39°. L'état général est meilleur, les foyers de broncho-pneumonie sont moins étendus ; la dyspnée a considérablement diminué : l'enfant respire mieux ; il est plus gai et joue sur son lit ; l'état général est beaucoup meilleur.

L'enfant prend encore un bain le 13.

Le 15. La défervescence est complète : T. 37,5.

Le 22. L'enfant était absolument guéri.

Observation XXXVI.

Grippe et broncho-pneumonie ; bains froids (Hutinel).

B..., fillette de 4 ans, jouissant d'une excellente santé, prend l'influenza le 20 novembre 1891.

Le 24. Apparaissent, avec une élévation marquée de la température, des phénomènes d'agitation extrême, puis de dépression. Nombreux râles disséminés dans les deux poumons. Les jours suivants l'état s'aggrave et, le 27 au matin, on trouve, malgré l'administration du chlorhydrate de quinine à la dose de 0,40 centigrammes par jour, et l'application fréquente de cataplasmes sinapisés, une élévation marquée de la température : 40,7. On constate vers l'angle de l'omoplate à droite, une zone de submatité dans laquelle s'entendent des râles sous-crépitants, très fins, sans souffle.

Le 28. Au matin, la température est de 41°, on constate l'existence d'un double foyer de broncho-pneumonie, l'un à la base de poumon gauche, l'autre à l'angle de l'omoplate droite.

A 2 heures, la température s'élève à 41,6 ; l'état de la petite malade est des plus alarmants ; son facies est rouge, vultueux ; ses yeux, extraordinairement brillants, sont injectés de sang ; lorsque la fillette parle, les muscles de la face sont agités de mouvements convulsifs qui rendent la figure grimaçante et la physionomie horriblement anxieuse ; elle se plaint d'une violente douleur dans le côté gauche, et son agitation est extrême, c'est une véritable jactitation ; le nombre des respirations est de 56 par minute.

En présence de symptômes aussi graves, et qui paraissent devoir entraîner rapidement la mort, on se décide à donner un bain à 30°, d'une durée de dix minutes.

Quand on remet la fillette dans son lit la scène est absolument modifiée ; le point de côté, l'agitation, les convulsions des muscles de la face ont disparu, et un calme parfait a succédé à tous ces phénomènes effrayants. L'enfant s'endort profondément au bout d'un quart d'heure ; le nombre des respirations est descendu de 56 à 40 ; le pouls est à 120 au lieu de 142.

Le mieux ne persiste pas ; le lendemain 29, la température est remonté à 41°. L'agitation, la toux ont reparu ; on donne un deuxième bain à 25° pendant 12 minutes.

L'amélioration est évidente, mais de moins longue durée ; la température s'étant relevée rapidement, on donne à 3 heures un troisième bain à 25° de 12 minutes de durée.

Ce dernier bain fut le signal d'une défervescence définitive et de l'entrée en convalescence de la petite malade ; jour par jour l'état général s'améliora en même temps que se modifia l'état local. La convalescence fut pourtant assez longue et l'enfant eut quelque peine à se remettre complètement.

CHAPITRE V

ÉRYSIPÈLE. — SEPTICÉMIE PUERPÉRALE

Sommaire. — Ces deux infections sont toutes deux de nature strepto-
coccienne. — Statistique de M. Legendre dans l'érysipèle grave :
2 morts sur 63 malades baignés. — Statistique de M. Juhel-Rénoy :
8 morts sur 82 malades. — Mortalité de la septicémie puerpérale
traitée par les bains froids, d'après M. Vincent (de Lyon) : 3 à 4 0/0.

L'érysipèle de la face est le plus souvent une maladie bénigne, qui n'exige qu'un traitement local, et dont la mortalité
est pour ainsi dire insignifiante : 2 à 3 0/0. Mais, dans quelques circonstances, il revêt une gravité extrême : c'est l'érysipèle malin des anciens auteurs. L'adynamie, l'aspect typhoïde,
la sécheresse de la langue, le délire, l'hyperthermie dominent
la situation et révèlent l'infection profonde causée par le
streptocoque : c'est alors qu'il faut intervenir par les bains
froids.

Hebra fut le premier à employer les grands bains contre
l'érysipèle grave. De son côté Brand ne considérait pas que
l'érysipèle fut une contre-indication aux bains froids dans le
traitement de la fièvre typhoïde. Les travaux français les plus
récents sur ce sujet sont la thèse de Ducher (Lyon, 1886)
écrite sous l'inspiration de M. Bouveret, et les intéressantes
communications de MM. Legendre et Juhel-Renoy à la *Société
médicale des Hôpitaux* (juin 1893).

M. Legendre rapporte que 370 érysipèles de son service

traités sans bain, et dont la majorité était des érysipèles bénins, ont fourni 25 décès ; d'autre part, 63 soumis aux bains, et qui naturellement étaient tous graves, n'ont donné que 2 décès.

« J'ai donné les bains, d'une manière générale, toutes les fois que la langue se séchait, qu'il y avait de l'insomnie, de l'agitation, une certaine loquacité, même s'il existait une complication cardiäque ou rénale ».

On sait combien l'albuminurie est fréquente dans l'érysipèle. M. Legendre a baigné des malades qui avaient 4 à 6 grammes d'albumine par litre, et qui présentaient des signes d'urémie : céphalée, insomnie, vomissements, amblyopie. Toujours, sous l'influence des bains, le taux de l'albumine a diminué, en même temps que disparaissaient ces symptômes non douteux d'urémie menaçante.

« Pour la conduite à tenir en face d'un érysipèle grave à forme typhoïde, dit M. Juhel-Renoy, j'ai tenté bien des médications et j'en suis arrivé à penser que le meilleur traitement est encore le bain froid.

« J'ai dépouillé mes observations : voici le résultat de 30 d'entre elles : 16 femmes et 14 hommes qui, guéris tous, ont été traités par le bain. L'âge des patients a varié de 15 à 66 ans : la majorité représentait l'âge moyen de 30 ans. Les malades ont été traités dès le début (un jour) ou à la période terminale (sept à huit jours). Tous présentèrent l'ensemble des signes typhoïdes : fièvre élevée, sécheresse de la langue, adynamie plus ou moins marquée, rareté des urines, constance de l'albumine, subdélire ou délire intense. Le nombre des bains a été de 6 à 69, 25 en moyenne par malade. Leur température a varié entre 18° et 25°.

« Sur mes 541 malades, 82 présentaient la forme typhoïde, soit 15 0/0 ; 8 sont morts ce qui fait une mortalité de 10 0/0 pour l'érysipèle typhoïde. » Ces chiffres indiquent bien la valeur de la médication réfrigérante dans le traitement des érysipèles graves.

— La coïncidence dans les mêmes localités de l'érysipèle et de la septicémie puerpérale (Masson, Minor), les faits de contagion réciproque (Raynaud, Hutchison, Hardy, Vidal), la coexistence chez la même femme de l'érysipèle et de l'infection puerpérale (Gusserow, Netter) avaient déjà montré l'analogie de ces deux infections ; les recherches microbiologiques de MM. Bouchard, de Fehleisen, de Doléris, de Denucé, les intéressantes expériences de Fernand Widal, ont prouvé que ces deux maladies reconnaissent une seule et même pathogénie, c'est-à-dire l'infection par le streptocoque.

La septicémie puerpérale tend à devenir chaque jour plus rare, grâce à l'antisepsie rigoureuse qui accompagne et suit les accouchements. Quand elle existe, il faut, on le sait, pratiquer de suite l'antisepsie de la cavité utérine par les grands lavages, et, au besoin, faire le curettage. — Nous n'insisterons pas sur ces procédés, dont la valeur est reconnue de tous, pour ne nous occuper que des services que rendent les bains froids dans cette redoutable complication.

Schrœder, dans son Manuel d'Accouchements (1), recommande les applications externes froides et les bains froids ou progressivement refroidis. M. le Dr Vincent (de Lyon), traite la septicémie puerpérale par les bains à 28°, à 25° ou à 18°, selon les cas : il inspira la thèse de Chabert, écrite en 1886. M. Chabert rapporte 28 observations : il y eut 3 décès ; des trois femmes qui moururent, deux furent portées à l'hôpital dans un état voisin de la mort, et ne doivent pas légitimement être

(1) Traduction Charpentier.

comptées dans la statistique de la méthode ; cette statistique donne alors une mortalité de 3 à 4 0/0. M. Chabert fait remarquer que du jour où la méthode fut appliquée rigoureusement, il n'y eut aucun décès. Il s'agissait cependant d'une épidémie grave où l'on put observer des cas avec pyohémie, abcès métastatiques, péritonite suraiguë, scarlatine puerpérale, etc.

L'infection puerpérale affecte plusieurs formes : c'est la *forme septicémique aiguë* qui doit être baignée ; les formes pyohémiques ou à localisations (péritonite, pelvi-péritonite, etc.) ne tirent aucun bénéfice de la balnéation (Chabert). Les complications qui exigent l'immobilité absolue de la malade s'opposent, on le comprend, à l'administration des bains froids.

Rappelons rapidement les symptômes de cette septicémie. Frisson intense le lendemain ou le surlendemain de l'accouchement. Ascension rapide et élevée de la température : 40°, 41°. Grande accélération du pouls ; dyspnée intense et progressive ; face pâle, livide, langue rouge, sèche. Ventre à peine ballonné. Les vomissements tantôt existent, tantôt manquent ; diarrhée noire extrêmement fétide ; urines rares, très albumineuses ; délire aigu terminal et coma ; mort rapide en deux ou trois jours.

Quelquefois, au lieu de ce début précoce et de cette marche foudroyante, on voit la fièvre, précédée d'un ou de plusieurs frissons, commencer un peu plus tard ; les symptômes prennent une certaine analogie avec ceux de la fièvre typhoïde (septicémie à forme typhoïde) à prédominance tantôt ataxique, tantôt adynamique. La malade *succombe en quelques jours* dans le coma qui a succédé au délire ou avec des complications pulmonaires. *Rarement la guérison se produit par cessation progressive des symptômes* (Auvard).

OBSERVATION XXXVII

**Erysipèle de la face à forme adynamique; première atteinte ; vaseline boriquée
et bains froids; guérison (Personnelle) (1).**

P... (Louis), 33 ans, journalier. Entré le 14 mai 1893 à l'hôpital d'Aubervilliers. L'érysipèle a débuté par l'aile gauche du nez : il couvre toute la face : douleurs, tuméfaction, rougeur intense; rien au cuir chevelu. Traitement: vaseline boriquée.

Etat général. — Malade vigoureux n'ayant jamais été atteint d'aucune maladie aiguë, ne présentant l'apparence d'aucune maladie chronique. Probablement éthylisme.

T. 40°. Langue saburrale, constipation, anorexie. Cœur un peu rapide. Albuminurie : 0,75 environ (r. d'Esbach).

Etat général adynamique, malade somnolent, affaissé. Bains froids.

Le 16. 4 bains. T. maxima 41°, minima, 40°.

Le 17. 6 bains. T. maxima 40,6, minima, 38,4. Même état général.

Le 18. 8 bains. Défervescence marquée. Etat général meilleur. Le coma a disparu complètement ; moins d'albumine.

Le 19. 9 bains. Le malade va mieux, défervescence complète ; appétit. Disparition complète de l'exanthème ; desquamation.

Le 20. 3 bains. La température se maintient à 37°, suppression des bains.

Le 24. Après avoir pris 29 bains, le malade quitte l'hôpital complètement guéri.

OBSERVATION XXXVIII

**Erysipèle typhoïde, traitement par les bains froids; guérison. (Bouveret
in thèse Ducher, Lyon, 1886.)**

Joseph P..., âgé de 18 ans, entre à l'hôpital de la Croix-Rousse le 20 juin 1885. Pris de frisson, de vomissements, de fièvre, de tuméfaction douloureuse des ailes du nez et des ganglions sous-maxillaires dans la nuit du 18 au 19.

---

(1) Inédite.

Le 20. Fluxion érysipélateuse intense occupant à peu près toute la face et respectant seulement le menton ; bulles confluentes sur les ailes du nez ; œdème très prononcé des paupières. Léger engorgement douloureux des ganglions maxillaires. Langue très saburrale ; constipation. Le malade est un peu agité pendant la nuit, mais ne délire pas.

Urines peu abondantes ne contenant pas d'albumine. Un bain tiède dans la soirée qui n'abaisse pas la température fébrile d'une façon sensible mais qui diminue la céphalalgie.

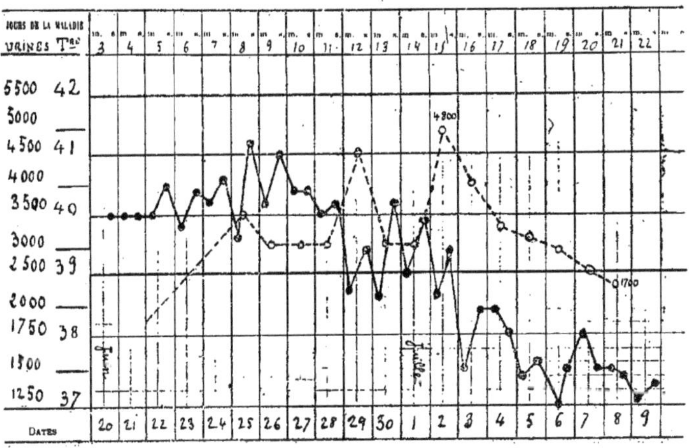

Fig. 12 (1).

Le 21. Même état. Un bain froid à 20° à 11 heures du matin ; avant le bain : 40,6, après 39,8.

Le 22. L'érysipèle s'est étendu sur la face droite. La température est montée de 40,1, à 40,5. Cinq bains dans la journée.

Le 23. La nuit a été plus calme ; la céphalalgie a diminué. La

----

(1) L'auteur ne donne que le tracé thermométrique de cette observation mais, avec les notes qu'elle contient, nous avons pu reconstituer la courbe des urines.

face est toujours très tuméfiée. Depuis minuit, les bains sont donnés selon la formule rigoureuse de Brand. Les bains sont bien supportés ; bien être après chaque bain. La nuit est plus calme et le malade dort dans l'intervalle des bains. Compresses froides en permanence sur la surface érysipélateuse, qui diminuent la sensation de cuisson.

Le 24. L'érysipèle s'étend au cuir chevelu ; le soir la fièvre monte à 41,1 ; l'urine est peu colorée et ne contient pas d'albumine.

Le 25. Amélioration manifeste ; la céphalalgie a diminué ; la tuméfaction de la face est moins prononcée ; douleurs moins vives.

Urines très abondantes : véritable polyurie, 3.500 gr. d'urine pâle, d'une densité de 1.005, sans albumine. Fièvre toujours élevée : 41°.

Le 26. Température du soir 41°. On fixe les bains à 18°. Quantité des urines : 2.900 gr.

Le 27. Nouvelle poussée érysipélateuse sur la nuque.

Urines : 2.800 gr. sans albumine.

Etat général excellent malgré la fièvre : 39°.

Le 28. Depuis hier, l'érysipèle a envahi la partie supérieure du dos jusqu'à la crête de l'omoplate. *Urines* : 2.800. Douleurs vives des jointures pendant et après le bain ; érythème carminé des extrémités.

Le 29. Etat très satisfaisant. Toutes les surfaces érysipélateuses ont pâli ; la tuméfaction de [la face a beaucoup diminué. La desquamation commence sur plusieurs points.

Urines : 4.500 gr.

La défervescence commence depuis hier ; le malade a sauté deux bains.

Le 30. *La polyurie continue*, 3000 *gr. d'urine* pâle sans albumine. Etat général excellent. Le malade continue à sauter des bains.

1er juillet. Nouvelle poussée érysipélateuse dans le dos, peu étendue et de peu d'intensité. La température continue à baisser.

Urines : 3.000 gr.

Le 2. Nouvelle plaque érysiapélteuse pâle et très peu douloureuse sur la face interne du bras droit.

Urines : 4.800 gr.

La température continue à baisser : le malade prend son dernier bain.

Le 3. *Urines* : 4.000. La plus haute température, le soir est de 38,3.

Le 4. *Urines* 3.200. Toutes les plaques érysipélateuses desquament.

Le 6. Apyrexie complète. *Urines* : 2.900.

Le 7. *Urines* : 2.500.

Le 9. *Urines* : 1.700. Guérison complète.

OBSERVATION XXXIX

Erysipèle typhoïde, bains froids ; guérison (Bouveret *in* thèse Ducher).

François C..., 66 ans, entre le 22 juin 1885 à l'hôpital de la Croix-Rousse.

Le 20. Il a été pris de frissons et maux de tête.

Le 21. L'aile du nez et la joue droite sont rouges et tuméfiées.

Le 22. Fluxion érysipélateuse occupant toute la face sauf le menton. Ganglions sous-maxillaires tuméfiés et douloureux. Céphalalgie très intense. Léger subdélirium la nuit dernière.

Urines assez colorées. Un peu d'albumine.

T. à 5 heures du soir : 40,7. Bains à 26°, toutes les fois que la température prise toutes les trois heures dépasse 39°.

Le 23. La fluxion érysipélateuse a augmenté. Applications constantes de compresses froides. Abaissements thermiques insignifiants après le bain.

Le 24. Subdélirium la nuit ; l'érysipèle s'est étendu au cuir chevelu. La température oscille de 39,6 à 40,4. On donne huit bains à 22°.

Le 25. La température est un peu moins élevée ; le malade a pu sauter un bain. Cependant l'érysipèle s'est étendu à la nuque et au cou.

Le 26. Etat du malade très manifestement amélioré ; la température s'abaisse ; l'agitation est moindre. Les plaques érysipélateuses sont moins douloureuses ; urines toujours albumineuses.

Le 27. *Urines* : 1.500 gr. Amélioration très manifeste, le malade a sauté quatre bains.

Nouvelle poussée érysipélateuse sur la face antérieure du thorax.

Le 29. L'amélioration continue. Le malade réclame des aliments. *Urines* : 2.400 gr. La température oscille entre 37,8 et 39,4. Un seul bain dans la journée.

Le 30. Même état. *Urines* : 2.200 gr. Un seul et dernier bain. Désormais, la température reste constamment au-dessous de 39.

Le 2. Le malade se lève. Toutes les plaques desquament.

Le 3. Ouverture d'un abcès formé au niveau de la suture lambdoïde. T. 37,5 à 38,2.

Urines : 1.600 gr.

Le 4. *Urines* : 1.800 gr.

Le 10. Il s'est fait une nouvelle poussée érysipélateuse autour de la plaie du cuir chevelu. La température est montée à 41 ; le lendemain la défervescence commençait et, le 12, elle était complète. Apyrexie complète le 15.

Il est à remarquer que la défervescence a commencé le troisième jour du traitement, c'est-à-dire quand la température des bains a été abaissée de 26° à 22° En tout 38 bains.

OBSERVATION XL (1)

Erysipèle de la face ; première attéinte ; bains froids ; guérison (Juhel-Renoy).

Br... (Charles), 23 ans, employé. Début le 22 avril, entrée le 25 à Aubervilliers.

L'exanthème s'est montré à l'angle interne de l'œil gauche ; il s'est étendu à toute la face ; phlyctènes. Cuir chevelu en-

---

(1) Inédite.

vahi dans la région frontale ; tuméfaction des ganglions sous-maxillaires.

Etat général. — Aucuns antécédents ; aucune toux ni maladie chronique actuelle. Langue sèche ; anorexie ; délire ; albumine dans les urines. T. 41,4; bains froids.

Du 29 au 2 mai, 20 bains. Durant ces quatre jours, même état général ; le délire cède rapidement, mais la défervescence n'a lieu que très lentement ; l'albumine persiste.

Le 3. 6 bains. Défervescence complète ; plus de délire ; albumine en diminution.

Le 5. 3 bains. Traces d'albumine ; le malade demande à manger. T. 37°. Suppression des bains.

Traitement de l'exanthème par l'ichtyol ; de l'état général : 39 bains. Le malade quitte l'hôpital le 12 mai.

OBSERVATION XLI

Erysipèle de la face ; première atteinte ; état général typhoïde ; traitement local par la vaseline boriquée ; général par les bains froids ; guérison (Juhel-Rénoy) (1).

Urb... (Jean), 37 ans, pâtissier, entré le 9 mai à l'hôpital d'Aubervilliers. Aucune maladie antérieure ni actuelle. L'exanthème a débuté au niveau de l'aile du nez du côté droit et a envahi toute la face et une partie du cuir chevelu. Engorgement ganglionnaire.

Etat général typhoïde : le malade est abattu, affaissé ; langue sèche, rôtie. Contractions cardiaques rapides. Albumine : 0,75 (r. d'Esbach), composée surtout de globuline.

T. 40,6. Bains froids le 9 mai.

Le 11. Amélioration ; moins d'abattement ; albumine en diminution. T. maxima 41°, minima 38,6.

Le 12. L'état général est satisfaisant, mais la température s'étant encore élevée le soir à 40,6, on continue les bains.

Le 13. T. 37,8. Suppression des bains. Exanthème disparu.

Le 16. Après avoir pris 10 bains, le malade sort de l'hôpital.

---

(1) Inédite.

OBSERVATION XLII

Erysipèle typhoïde ; 30 bains ; guérison (Juhel-Rénoy) (1).

J... (Léonard), 25 ans, maraîcher, entré le 3 juin à l'hôpital d'Aubervilliers ; mal en train depuis le 30 mai. L'érysipèle a débuté à l'aile gauche du nez et s'est étendu à toute la face. Traitement : traumaticine à l'ichtyol.

Le 9. L'état général s'aggrave. T. aux environs de 40°. Pouls à 112. Etat typhoïde. Albumine : 1 gr., composée presque entièrement de globuline. Traitement de Brand.

Le traitement dure jusqu'au 13 juin ; le malade a pris 30 bains.

Le 19. Il quitte l'hôpital complètement guéri.

Réflexions.— Ces intéressantes observations montrent l'évidente efficacité des bains froids dans les cas d'érysipèle grave. Dans toutes il y a eu hyperthermie, délire, état typhoïde marqué ; dans ces conditions le pronostic est toujours réservé. Rapidement, l'eau froide a eu raison de ces symptômes graves. Nous avons résumé toutes ces observations pour ne citer que les points les plus importants et éviter les redites.

OBSERVATION XLIII

Fièvre puerpérale ; traitement par les bains froids à 28° ; guérison (Chabert).

Jeanne M..., âgée de 16 ans, primipare, entre à la Maternité le 14 décembre 1883.

Le 5 janvier. Accouchement normal, délivrance naturelle, garçon bien portant,

Le 6. La malade accuse de la céphalalgie ; les seins se gonflent sans douleur, abdomen non douloureux. Utérus à deux travers de doigt au-dessous de l'ombilic.

Le 8. La malade a la peau très chaude ; les grandes lèvres sont

------

(1) Inédite.

tuméfiées ; utérus à quatre travers de doigt au-dessous de l'ombilic ; anorexie ; constipation ; lochies rares. T. soir 40,7. Lavement suivi de selles.

Le 9. T. 39,5. La céphalalgie continue. On prescrit du thé au rhum. Transpiration. Le soir, l'utérus est volumineux et remonte jusqu'à l'ombilic. Le ventre est douloureux à la pression. T. 41,4. Sulfate de quinine 0,30 centigrammes. Douleurs dans le bas-ventre ; peau très chaude, pouls accéléré, lochies purulentes avec odeur.

Le 10. La situation reste la même jusqu'au 14 ; le ventre est douloureux, surtout dans la fosse iliaque droite ; la température oscille entre 40 et 41°. Agitation extrême, dyspnée, céphalalgie intense.

Le 13. La malade a eu un vomissement bilieux.

Le 15. On administre les bains à 28°. La malade est calme, ne souffre plus.

Du 15 au 18 elle a pris 13 bains. L'amélioration s'est fait presqu'immédiatement sentir : les douleurs ont disparu, le ventre est redevenu souple.

Le 19. On supprime les bains ; la malade commence à manger.

Le 7 février. Complètement guérie, elle quitte le service.

OBSERVATION XLIV.

Avortement au 3° mois ; fièvre puerpérale ; érysipèle ; bains froids ; guérison (Chabert).

Fanny G.... 27 ans, multipare, est transportée à la Maternité le 5 mars 1884 disant qu'elle vient d'avoir un avortement après deux mois de grossesse, mais qu'elle n'est pas délivrée. Perte légère. On pratique immédiatement une injection vaginale, température 38°.

Le 6. L'hémorrhagie persiste légère, température 37,8. A 9 heures, les tranchées redoublent d'intensité ; l'hémorrhagie augmente. On extrait 140 grammes de placenta. Injection vaginale. Cathétérisme. Nuit assez bonne.

Le 8. La température est montée à 40,5. La malade passe

à l'infirmerie. On pratique des injections intra-utérines; la température reste très élevée. Ces injections sont répétées le 9. La perte a de l'odeur. Le 10, on prescrit les bains froids. La température baisse. Le 15, le 16 et le 17, elle reste aux environs de 38°, on supprime les bains froids.

Le 15. L'abdomen est devenu douloureux et on doit mettre un vésicatoire; le 19 la température remonte brusquement, et atteint 40°, le 20. Du 24 au 26, on donne trois bains à 25°. A partir de ce moment l'amélioration est très marquée, le 6 avril la malade était en pleine convalescence. A ce moment elle prit un érysipèle de la face dont elle guérit. Cette malade a pris 8 bains en tout.

<h3 align="center">OBSERVATION XLV</h3>

Fièvre puerpérale ; érysipèle des cuisses ; bains froids ; guérison (Chabert).

Marie I..., âgée de 20 ans, primipare, entre le 22 mars 1884 à la Maternité. A 5 heures du matin elle fait un accouchement normal. Eraillures des petites lèvres. Délivrance naturelle. Pansement et injection au sublimé.

Le 23. La température est à 37,4.

Le 24. T. à 38,2 ; fluxion laiteuse avec douleur ; utérus à deux travers de doigt au-dessous de l'ombilic ; lochies séro-sanguines. Le soir la température est à 39,2.

Le 25. La malade se plaint d'une douleur dans la fosse iliaque gauche. T. matin 38,4. On prescrit un vésicatoire et du sulfate de quinine. Pansement et injection au sublimé. La température du soir est à 40,4.

Le 27 et le 28. La température est à 40,5. La malade passe à l'infirmerie où elle est mise aux bains froids.

Du 28 au 31, elle prend 1 bain à 28° et 7 bains à 25°.

Le 31. La température remontant à 40°, on abaisse la température des bains à 18°.

Le 1er avril. Malgré les bains, la température se maintient à 40,6. On applique alors sur l'abdomen une vessie remplie de glace pilée dans l'intervalle des bains.

Le 3. La température est toujours au-dessus de 40°, le ventre est ballonné. Cet état persiste jusqu'au 10 avril ; la température descend alors à 39°. Les bains à 18° sont continués.

Le 19. On constate l'existence de larges plaques érysipélateuses sur la fesse et le pli inguinal gauche. Quelques jours avant, la malade couchée en face avait eu un érysipèle de la face

Le 20. Aggravation notable de l'état général ; on continue les bains et la glace sur le ventre. La malade prend en outre 1 gr. de sulfate de quinine.

Le 26. Il se produit une détente ; la température descend au-dessous de 39° et on supprime les bains. L'état général s'améliore chaque jour, et le 13 mai la guérison était complète. La malade a pris 71 bains en tout,

Remarque de l'auteur. — Lorsque cette malade est entrée à l'infirmerie, elle avait les symptômes de la péritonite septique la plus grave. Les bains froids à 25° n'ont abaissé que faiblement la température ; mais du jour où ils ont été administrés, la physionomie de la malade a changé complètement ; elle en éprouvait un si grand soulagement qu'elle attendait avec impatience l'expiration des trois heures, intervalle habituel des bains. De la glace a été placée en permanence sur le ventre dans l'intervalle des bains, pour aider leur effet. Lorsque le 20 avril un érysipèle s'est montré sur les cuisses, on a administré, concurremment avec les bains, de la quinine à haute dose. Enfin le 26 une détente s'est produite et les bains ont été supprimés.

OBSERVATION XLVI.

Fièvre puerpérale, bains froids, guérison. (Chabert).

Marie L..., 19 ans, primipare. Accouchement normal le 13 mars délivrance naturelle. Déchirure à la fourchette. Lavage et pansement sublimés.

Le 21 Céphalalgie légère ; lochies séro-sanguines peu abondantes. Pouls accéléré, température 41°4. La malade passe à l'infirmerie, lit n° 3 et on la met aux bains froids.

Le 22. Aspect typhique ; peau sèche et brûlante ; pouls à 120 pulsations ; langue couverte d'un enduit brunâtre. Dépression considérable des forces. Abdomen souple. L'utérus est à 3 travers de doigt au-dessous de l'ombilic ; les lochies sont supprimées. Le toucher ne révèle rien de spécial.

Le 23. Légère amélioration. L'abattement est moindre. Pas d'albumine ; les bains sont bien supportés et produisent un grand soulagement.

L'amélioration va se continuant jusqu'à la guérison complète. La malade a eu 3 bains à 28°,9, à 25°, et 4 à 22°.

Réflexions de l'auteur. — Ce cas est un des plus probants pour l'action des bains froids. Pendant six jours la température oscille entre 38° et 39,2. La quinine administrée à haute dose ne produit aucun amendement et, le 7° jour, la température monte à 41,4 avec les symptômes généraux d'une septicémie la plus accusée. Les bains froids ont immédiatement amélioré l'état général et, en six jours, ramené la température à la normale.

CHAPITRE VI

RHUMATISME CÉRÉBRAL. — TÉTANOS.
COLIQUES HÉPATIQUES.

Sommaire : Le rhumatisme cérébral; ses symptômes; action de l'eau froide. — Le rhumatisme cérébral était presque toujours mortel autrefois; aujourd'hui les cas de guérison sont la règle : statistique. — Observations. — Deux observations de tétanos guéries par le bain froid. — Action heureuse de l'hydrothérapie dans deux cas de coliques hépatiques à forme ataxo-adynamique.

Le rhumatisme articulaire « n'éveille pas volontiers les sympathies cérébrales » (Trousseau); le rhumatisme cérébral est donc extrêmement rare : mais, quand il existe, sa gravité est extrême, et il amène presque fatalement la mort. Nous ne voulons parler ici que des formes aiguës de rhumatisme, qui s'accompagnent de troubles ataxo-adynamiques graves, de délire violent, d'une hyperpyrexie extrême ; il s'agit, en un mot, de ces états que les Anglais désignent à juste titre du nom de *rhumatisme hyperpyrétique*.

Les observations de rhumatisme cérébral traité par les bains froids portent presque toutes sur la forme ataxique aiguë de cette affection; la forme apoplectique, qui est extrêmement rare (5 cas sur 69, Ball), semble trop rapide dans ses effets pour qu'on puisse instituer la médication réfrigérante.

Habituellement le rhumatisme ataxique aigu est précédé de prodromes : céphalalgie, hallucinations, incohérence des idées, puis les accidents éclatent avec toute leur intensité.

Très rapidement, en quelques heures, du matin au soir, du jour au lendemain, la température s'élève à 40, 41°, quelquefois plus (Fox, Liouville), le pouls est vibrant, accéléré, et bat entre 120 et 160 ; il y a de l'anxiété respiratoire. « Le malade est inquiet, agité ; il semble ne plus souffrir des jointures qui étaient endolories quelques heures auparavant ; la face s'anime et devient vivement expressive ; les yeux s'injectent ; les membres sont le siège de trémulations, de soubresauts. Les divagations passagères des premiers moments font place au délire continu, tantôt torpide et monotone, quelquefois anxieux et traduisant de sombres appréhensions, souvent mobile, incohérent, actif, presque maniaque. » (Homolle).

Il peut y avoir des rémissions temporaires ; mais bientôt 'épuisement succède à l'agitation, le malade tombe dans le coma, la respiration devient stertoreuse. *La mort est la terminaison habituelle de ces formes aiguës du rhumatisme.*

L'heureuse action de l'eau froide sur ces cas hyperpyrétiques n'est plus à démontrer aujourd'hui. On sait que les premiers essais de réfrigération sont dûs à Stackler de Mulhouse, et à Suret (1). La méthode, étudiée en Angleterre par Sydney Ringer, William Fox, Thompson, Andrew, fut introduite en France par Maurice Raynaud. M. Raynaud, Blachez, Ferréol, Colrat, Béhier en donnèrent les premières observations.

Les indications des bains sont faciles à saisir : hyperthermie, délire, symptômes d'ataxo-adynamie, coma, disparition des douleurs articulaires. Il n'y a pas de contre-indication : les complications du côté du cœur et des poumons ne doivent

______

(1) Médecine hydrothérapique (Recueil des mémoires de médecine, de chirurgie et de pharmacie militaire) 1864.

pas-empêcher de prescrire la balnéation froide. Quant aux douleurs des jointures, elles ne sont plus perçues au moment des accidents graves ; on a donc toute facilité pour déplacer le malade. L'expérience prouve que la fluxion articulaire n'est pas augmentée à la suite des bains froids. On sait, d'ailleurs, qu'en Allemagne on combat cette fluxion par des applications locales de froid (von Esmarch, Skoda, Bamberger, Roser). Cet exemple a été suivi en France (Gubler, Peter, Labadie-Lagrave). « Nous aimerions mieux, dit Gubler, plutôt que d'abandonner cette méthode, renoncer au sulfate de quinine, au tartre stibié, aux saignées... » — Dans l'intervalle des bains on doit laisser en permanence une vessie de glace sur la tête, lorsque les symptômes cérébraux sont accentués.

Nous laisserons ici volontiers toute question de doctrine sur la nature du rhumatisme cérébral. Le rhumatisme cérébral, hyperpyrétique des Anglais, dans ses formes aiguës, était presque toujours mortel. Grâce aux bains froids, la guérison n'est plus une exception.

Le Dr Trier, de Copenhague, du 1er août 1874 au 31 juillet 1876, a soigné 11 cas de rhumatisme cérébral par des bains à 25° d'une durée de 10 minutes ; 3 de ses malades moururent ; 8 guérirent.

Nouet, dans sa thèse (Paris, 1875), rapporte 9 cas de rhumatisme ataxique traités par la balnéothérapie ; sur ces 9 cas, il y eut 2 morts et 7 guérisons.

Masson (thèse de Paris 1877) cite 15 cas soumis à l'immersion froide ; 13 fois on obtint la guérison des malades. Ces chiffres montrent la haute valeur des bains froids dans le traitement du rhumatisme cérébral.

OBSERVATION XLVII

Rhumatisme hyperthermique, bains froids, guérison.
(Fox, *in Études médicales de Lasègue*, 1884.)

Mme Brop..., 49 ans, souffre d'un rhumatisme qui a débuté le 27 mai 1871, par une douleur dans la main ; les genoux et les cous-de-pied sont successivement atteints. Le 5 juin elle entre à l'hôpital d'University Collège.

A son entrée, la malade est abattue ; langue sale, tremblante ; les articulations sont gonflées et douloureuses ; bruit de frottement à la région cardiaque ; la pointe bat dans le quatrième espace intercostal. Traitement : 1 gr. 50 de teinture de perchlorure de fer toutes les quatre heures selon la méthode de Raynolds.

Le 10 au matin, même état à peu près. La température a oscillé entre 37,4 et 38,5 depuis l'entrée de la malade ; à 9 heures, la température est de 40,5 ; à 5 h. 1/2, de 41° ; à 6 heures du soir, de 41,6. Depuis 9 heures du matin l'accroissement a été de 3°.

Les douleurs articulaires ont disparu : pas de perte de conscience, mais difficulté à articuler, voix éteinte. La malade ne se plaint que de l'excès de sa faiblesse ; face d'un rouge foncé, injection des conjonctives, langue et main tremblantes ; décubitus dorsal, les yeux fermés. P. 112 ; R. 44. La quinine est administrée à haute dose, un scrupule (1) toutes les demi-heures, jusqu'à concurrence de 6 grammes.

Malgré la quinine, à 10 heures du soir, la température est de 42,8.

La malade est alors plongée dans un bain à 35°. Elle est absolument inconsciente, pouls imperceptible, face cyanosée ; respiration irrégulière et stertoreuse comme celle qui précède la mort. Un dernier effort fut tenté : de la glace fut appliquée sur la poitrine, sur l'abdomen et le long de l'épine dorsale, l'eau du bain fut vidée, et les assistants versent incessamment sur la patiente des seaux d'eau glacée.

A 10 h. 25, la température est de 42,6 dans le rectum ; le pouls

---

(1) Le scrupule représente 1 gr. 30.

est sensible à 140 ; large administration de brandy. A 10 h. 35, c'est-à-dire une demi-heure après la première application de la glace, la température est de 39,8. La malade est retirée du bain ; on enlève la glace appliquée sur le rachis.

A 10 h. 55, température à 37,6 ; la malade parle, a repris connaissance, la face n'est plus livide ; spasmes toniques des lèvres et du cou sans spasmes des membres ; à 11 h. 40, température 36,5 dans le vagin ; il a été administré plus de 200 grammes de brandy ; collapsus menaçant. Des bouteilles d'eau chaude sont appliquées aux pieds et au tronc. En vingt minutes, la température remonte à 36,8 dans le vagin ; pouls 130, respiration 42.

La température remonte graduellement ; à 7 h. 1/2 elle est de 40,3 ; la malade est remise dans un bain à 18° ; vingt minutes après la température vaginale est de 39,5 ; une heure après elle est de 37,5.

La température ne se relève à 39° qu'au bout de trente-six heures ; pendant cette sédation la respiration est de 30, l'urine est évacuée ; il se produit un sommeil calme. On donne du brandy à la dose de 8 à 16 grammes toutes les heures. On contate des râles humides et sibilants disséminés dans les poumons. Les genoux deviennent un peu douloureux.

Le 12 (seizième jour de la maladie, septième de l'entrée). Le pouls remonte à 120 ; 0,25 centigr. de quinine toutes les quatre heures. T. à 39°. Vessie de glace sur l'épine dorsale pendant rois heures : abaissement de la température à 38,5. A partir de ce moment, la vessie de glace est appliquée dans les mêmes conditions chaque fois que la température atteint 39°.

Le 15. On constate une grande amélioration dans les forces de la malade ; elle peut se tourner sur son lit sans assistance. Elle a pris, en vingt-quatre heures, 250 grammes de brandy, 180 grammes de bouillon et 7 œufs.

Le 17. La température ne dépasse pas 37,8.

Le 10 juillet. La malade quitte l'hôpital complètement guérie.

OBSERVATION XLVIII

Rhumatisme aigu hyperpyrétique avec pneumonie, bains, guérison
(Sainsbury, *Lancet* 1890.)

T... S..., 44 ans, charbonnier, entre à l'hôpital le 22 janvier avec un rhumatisme aigu. C'est un homme d'habitudes sobres, qui depuis de longues années souffre d'un rhumatisme chronique.

Le 13. Les douleurs étaient apparues aux genoux. Il s'alite le 14 : fièvre élevée, sueurs abondantes.

Le 15. Apparition d un « rash » sur la poitrine et le corps : les douleurs sont extrêmes.

Le 22. Jour de son entrée à l'hôpital, le malade souffrait peu. Il était tremblant et à peine conscient. Il toussait beaucoup. Délire intense, langue tremblante, lèvres fuligineuses. T. 40,7, pouls 128, respiration 46. Dans les poumons, depuis la base droite jusqu'à l'angle de l'omoplate, résonnance de la voix exagérée et râles fins. Expectoration sanguinolente. Le genou droit est enflé et légèrement douloureux. Traitement : sal. de soude, lait.

Le 23. T. R. 42,2; délire; tremblement; peau sèche. Le malade remue ses membres sans douleurs ; une demi-once de cognac. Bain à 32° refroidi progressivement à 15°, d'une durée de vingt minutes. Après le bain : 39,8. Pouls bon, pas de cyanose. Au sortir du bain, le malade sentait la douleur de ses jointures. Une demi-heures après le bain, la température était de 35,4.

A 4 heures, la température était de 41,6, pouls à 138. Les douleurs articulaires ont de nouveau disparu. Bain à 32° refroidi à 15°, de vingt-deux minutes de durée. Cognac pendant et après le bain. Dans le bain les douleurs reparaissent. Une demi-heure après le bain, T. à 35,7, pouls à 76. Le soir, nouveau bain et vessie de glace sur la tête.

Le 24. L'état typhoïde persiste ; la température dépasse 40°, nouveau bain, lotions dans l'intervalle. Rien au cœur, poumons dans le même état.

Le 25. La température atteint encore 40,7. Le malade est dans un état semi-comateux. Il prend un quatrième et cinquième bain.

Traitement : cognac, morphine et sulfonal. Régime : lait, œufs, beef-tea, essence de bœuf.

A partir de ce moment, la température oscille aux environs de 39°. On cesse les bains, et on continue les lotions. Le délire persiste et il faut nourrir le malade par la sonde nasale. Puis la température baisse (2 février), les douleurs reparaissent dans les jointures : épaules, poignet, cous-de-pied, etc. Les râles ont tout à fait disparu.

Guérison complète.

OBSERVATION XLIV

(M. Raynaud ; résumée)

M... âgé de 32 ans, est un homme vigoureux ; il n'a pas d'habitudes d'alcoolisme ; pas de syphilis ni de maladies antérieures ni hériditaires. Rien au cœur.

Le 19 janvier 1874, il ressent des douleurs de rhumatisme articulaire aigu dans le genou droit et l'articulation tibio-tarsienne du même côté ; puis le coude et le poignet sont envahis à leur tour, etc. Traitement : sulfate de quinine et opium.

Le 29. Les douleurs disparaissent ; le malade est très agité et commence à se plaindre de mal de tête. La température monte brusquement de 39° à 40°. Tout à coup, vers 10 heures du soir, éclatent des accidents formidables, les yeux deviennent brillants, la face s'injecte. Loquacité, parole saccadée, délire incohérent.

Le 31. Le même état persiste toute la journée ; le délire reste toujours violent ; l'agitation est incessante. Vers 10 heures, application de dix sangsues aux chevilles ; vésicatoire à la nuque, lavement antispasmodique.

Le 1er août. Toute la nuit s'est passée dans un délire d'une violence extrême. Tout à coup, à 5 heures du matin, le délire cesse pour faire place à un coma profond. Insensibilité complète : pupilles immobiles, yeux à demi fermés, selles involontaires.

A 6 heures du matin, M. Pillot ordonne deux vésicatoires aux cuisses et une potion avec 10 grammes de bromure de potassium

Ce même jour, à 9 heures, je vis pour la première fois ce malade en consultation. Je ne saurais mieux exprimer l'état dans

lequel je le trouvai qu'en disant que c'était le commencement
de l'agonie. Le coma était absolu; les membres en résolution
complète retombaient quand on les soulevait comme des masses
inertes, la peau était couverte d'une sueur visqueuse, les yeux
presque fermés, les pupilles étroites et immobiles, les conjonctives complètement insensibles. Les excitations les plus énergiques portées sur toute la surface du corps ne parvenaient pas à
arracher au malade le moindre signe de sentiment ni le moindre réflexe. Le moribond était baigné dans ses déjections.

Le pouls, toujours à 120, présentait une certaine consistance; le
thermomètre placé sous son aisselle marquait 40°,5. Je le répète,
c'était le tableau de l'agonie.

En présence d'un état qui nous parut désespéré et qui semblait précéder la mort de quelques heures au plus, je me crus en
droit de conseiller les moyens extrêmes. L'aspect vultueux, le
facies congestionné et la vigueur remarquable de cet individu
aux formes herculéennes indiquaient de recourir à une déplé-
tion sanguine abondante. On fit une saignée de 1.200 grammes
qui ne fit point baisser la température. Nous convînmes alors de
donner des bains froids et de les répéter aussi souvent que l'exi-
gerait l'état de la température.

A 11 h. 20 du matin, on donne un bain froid à 16° d'une
demi-heure de durée. Le malade paraît se trouver bien dans
l'eau. Il en retiré à 11 h. 50 minutes. La température est
tombée à 37°8; la pâleur est extrême; le dicrotisme a disparu ;
le pouls est à 76; la connaissance semble renaître.

A 3 h. 40, la température remonte à 38°7; nouveau bain d'une
demi-heure pendant lequel l'abattement est considérable. Après
le bain, T. 36,4.

A 8 h. 30 du soir, la température remonte à 38°; nouveau bain
après lequel elle redescend à 37° 1. Lavement purgatif avec sulfate de soude et de séné.

A 11 heures, l'amélioration s'accentue; signes évidents de
retour à la connaissance; la nuit se passe dans un sommeil
calme.

Le 2 août le même traitement est continué.

		Avant	Après
6 h. 15.	Bain froid. . . . . T. 39°		37°.
10 h. 45.	— . . . . . — 38°1		36°4.
9 h. soir	— . . . . . — 38°4		37°4.

L'amélioration obtenue devient évidente pendant cette deuxième journée de traitement par les bains froids. La connaissance revient de plus en plus complète ; le soir le malade reconnaît ses amis ; il se plaint de la bande de la saignée qui le serre trop ; il demande à boire et prend volontiers les bouillons qu'on lui offre ; il a dormi paisiblement pendant l'intervalle de ses bains.

3 août. Le progrès est encore plus marqué ; le malade ne ressent aucune douleur ; il se trouve bien et commence à s'inquiéter de ce qui lui est arrivé. Dès le matin il réclame de lui-même un bain. Il lui en est donné deux dans le courant de cette troisième journée.

4 août. Intelligence parfaite ; le malade n'accuse plus qu'un sentiment général de courbature ; il a faim. Dernier bain : avant, 37,9 ; après. 36,9.

A partir de ce moment la température ne dépasse plus 37,3 ; la convalescence se déclare franchement ; le 8 le malade commence à se lever ; guérison.

Réflexions de l'auteur. — Après avoir passé en revue les moyens thérapeutiques qui furent essayés dans ce cas (quinine, bromure de potassium, vésicatoire, saignée, sangsues, etc.), et dont l'action fut nulle, M. Raynaud ajoute : « Il n'en fut plus de même à partir du moment précis où les bains froids furent administrés. Aussitôt après la première immersion, il fut visible que la connaissance tendait à revenir ; après la troisième elle était complètement revenue. Je n'ai pas souvenir d'avoir jamais observé une action thérapeutique plus directe ni plus immédiate. Ici la relation de la cause avec l'effet sautait pour ainsi dire aux yeux. *Ce cas est le seul de rhumatisme cérébral qu'il me souvienne d'avoir vu guérir.*

OBSERVATION L.

Rhumatisme cérébral, bains, guérison. (Vallin, in *thèse* Masson, Paris, 1877.)

M. L..., 52 ans, est pris le 18 juillet 1876 d'un rhumatisme articulaire aigü. Le 3 août, les jointures sont envahies ; fièvre ; quinine. Endocardite commençante et vésicatoire.

Le 4. La fièvre est très augmentée ; peau brûlante, délire. Les articulations, la veille brûlantes, sont pâles et à peine sensibles ; agitation extrême, loquacité incessante et propos incohérents. Le délire augmente malgré qu'on ait ordonné du bromure de potassium et qu'on ait posé des sangsues aux apophyses mastoïdes.

Le 6. La face est animée, anxieuse, livide ; les yeux sont injectés et égarés, les pupilles sont insensibles aux changements d'éclairage ; les lèvres et la langue sont agitées de palpitations musculaires ; les mains sont tremblantes comme dans les formes ataxiques de la dothiénentérie. Soubresaut des tendons ; délire violent. La malade remue sans douleur ses articulations.

T. A, 41,4, pouls à 112. Le danger était imminent : il fallait intervenir sans retard, la digitale, la quinine, le bromure de potassium ne pouvaient suffire à l'indication impérieuse dictée par l'excès et la température. Bain à 24° refroidi à 20°, d'une demi-heure de durée. Après le bain, T. 38°. Le délire a cessé : le malade est immobile sans parler. Il prend trois bains dans la nuit.

Le 7. L'amélioration est évidente : face calme, reposée. Peau moite. Le malade, quoique prostrait, répond aux questions d'une façon sensée. T. A. 38,4, pouls 84 ; le souffle systolique du cœur persiste sans changement, mais comme il y a encore de la prostration et de la lourdeur de tête, on continue les bains; deux bains dans la journée ; après le bain, le malade tombe dans un profond sommeil qui dure au moins une heure. Il a sa connaissance ; il cause sensément et ne demande pas à être retiré du bain. Après chaque bain, sommeil réparateur. Le soir, les jointures redeviennent gonflées et douloureuses.

Le 8. Septième et dernier bain. A sa sortie, le malade accuse un profond bien-être; la lucidité est parfaite. Un quart d'heure après, T. 35,6. A partir de ce moment la céphalalgie cesse, la langue devient humide, l'appétit revient. Convalescence et guérison.

Réfléxions. — Ces observations, prises au hasard de nos recherches, sont typiques. L'eau froide agit, dans les formes délirantes du rhumatisme cérébral, absolument comme dans les formes délirantes, ataxo-adynamiques, de la dothiénentérie. Mais ici le symptôme hyperpyrexie cède beaucoup plus facilement et *les abaissements de la température sont quelquefois considérables après le bain* ; les bains fréquemment répétés sont donc préférables aux bains prolongés. La technique des bains nous semble donc, à quelques détails près, devoir être identique à celle appliquée dans la fièvre typhoïde.

— Voici deux observations de *tétanos* guéri par les bains froids. On n'ignore pas que Brodie et les médecins vétérinaires, ont eu recours au froid pour combattre cette affection. D'autre part, MM. Bouveret et Tripier ont rapporté, dans leur livre sur le traitement de la fièvre typhoïde, des observations de typhoïdiques atteints de symptômes tétaniformes et chez lesquels les bains froids ont eu plein succès. Dans ces deux observations, le bain froid a peut-être agi comme névrosthénique, mais il a surtout agi en facilitant l'élimination des toxines (Rivière).

OBSERVATION LI.

Tétanos traumatiques, bains froids, guérison (Rivière, *Lyon médical*, 1892.)

Chez le premier malade, âgé de 11 ans, le tétanos survint à la suite d'une plaie du talon. Insuccès de l'opium et du choral. La température atteignant 41°, MM. Garel et Gignoux, qui soignaient le malade, donnèrent un bain froid; il y eut un abaissement considérable de la température; les crises de trismus ne se renouvelèrent pas, et le malade était guéri en sept ou huit jours (1).

OBSERVATION LII.

Le sujet de la deuxième observation était âgé de 15 ans. A la suite d'une plaie du cuir chevelu, il fut pris en janvier 1889, de trismus avec contracture à la nuque et opisthotonos. L'opium à la dose de 5 à 6 centigrammes et le chloral à la dose de 4 gr., restèrent sans effet. Le thermomètre marquant 39,5, puis 40,2, M. Garel fit mettre le malade au bain. Après le bain, température 38,5. Toute la journée diminution des contractures, *urines claires et abondantes.*

Au bout de trois à quatre jours, nouvelle élévation de température; second bain, nouvel abaissement de la température. De nouveaux bains (3 ou 4) furent administrés toutes les fois que la température s'élevait au-dessus de 39°.

Enfin, le 15 février, dernier bain, pour combattre une aggravation subite du mal avec 40° de température. Le malade peut marcher après ce dernier bain. La température n'est plus remontée, et le 9 mars la guérison était complète.

Les bains furent donnés à la température de 27°. L'amélioration a toujours suivi immédiatement l'administration des bains et la coïncidence de cette amélioration avec l'abaissement de la température est, dit l'auteur, une forte présomption en faveur de la balnéation.

---

(1) Il nous a paru intéressant de rapporter cette observation, trop courte cependant pour être bien probante.

— M. le Dr H. Mollière vient de faire paraître, dans le *Lyon médical*, deux observations très intéressantes de *coliques hépatiques graves*, à forme ataxo-adynamique, guéries par les grands bains froids. M. Mollière est le premier à avoir employé ce moyen thérapeutique. Avant lui Krull, Lowenthal, S. Perret (Lyon), M. Chauffard, à Paris, donnaient des lavements froids dans la forme grave de l'ictère infectieux. Les lavements d'un litre à 18 ou 20° doivent être donnés toutes les trois heures. M. Mollière les recommande associés au bain froid. En plus de son action sur le système nerveux et la température, sur le rein qu'il ouvre en facilitant l'élimination des poisons biliaires ou autres, le bain paraît avoir une action topique des plus énergiques et des plus efficaces, en décongestionnant rapidement tout l'appareil hépatique (foie, vésicule, canaux biliaires, ampoule de Vater). Voici le résumé de ces deux observations :

OBSERVATION LIII.

Diathèse urique ; lithiase biliaire ; coliques hépatiques ; hyperthermie ; état général très grave (ataxo-adynamie); bains froids; guérison. (Mollière, *Lyon médical*, 1892).

X..., 50 ans, a toujours joui d'une santé parfaite. Il y a quinze ans, pleurésie et thoracentèse. Depuis, sa santé a été moins bonne; il a pris de l'embonpoint et a présenté plusieurs des symptômes de la diathèse urique. Il y a deux ans, expulsion d'un calcul d'acide urique de la grosseur d'un grain de blé, etc...

En novembre 1891, il fut atteint d'un embarras gastrique avec douleurs violentes dans l'hypochondre droit ; les douleurs y sont vives ; ventre ballonné, constipation opiniâtre, vomissements. Puis un ictère intense se développe rapidement ; les urines, fortement teintées par la bile, ne contiennent pas d'albumine. Selles très fétides et décolorées. Facies abdominal :

langue sale et épaisse. Traitement: lait, eau de Vichy, piqûre de morphine.

Il ne se produit aucune amélioration ; les phénomènes graves s'accentuent au contraire. Prostration extrême. Langue noire et brûlée comme dans les affections typhiques. T. R. 41°1. L'administration de la quinine et de l'antipyrine ne donne aucun résultat. M. le Dr Mollière, assisté de M. Glénard, a recours alors aux bains froids selon la formule suivante :

Bain à 26° toutes les fois que la température dépassera 39° ; durée : dix minutes.

Si la température est au-dessous de 39° on donnera un grand lavement froid. Suppression de tous les médicaments ; régime : eau alcaline, lait et vin.

Dès les premières immersions la cessation de chaleur dévorante disparaissait en même temps que le prurit, les forces se relevaient, et les douleurs diminuaient. Immédiatement les *urines devenaient plus abondantes*. Abaissement de la température.

On fixe alors celle du bain à 24°.

Au bout de huit jours, la T. R. ne s'élevait plus au-delà de 39° et offrait un mode de défervescence analogue à celui des pyrexies ordinaires. Continuation des lavements froids.

Vers le milieu de janvier le malade pouvait être considéré comme entièrement guéri. Il avait pris 21 bains. En novembre 1892 l'état général est parfait.

OBSERVATION LIV.

Lithiase biliaire ; coliques hépatiques d'une intensité extrême ; hyperthermie ; phénomènes typhiques ; adynamie ; bains froids toutes les trois heures ; guérison.

Eugénie L..., 28 ans, cultivatrice. Bonne santé jusqu'à présent.

Il y a quinze jours elle a commencé à vomir. En même temps elle éprouvait dans la région de la vésicule biliaire des douleurs continues avec exacerbation. Au bout de huit jours, ces douleurs deviennent intermittentes. Matières fécales grisâtres. Lavements froids.

A son entrée, la malade présente un ictère très intense. En palpant l'abdomen, on ne sent pas la vésicule biliaire, mais très nettement le bord inférieur du foie à un travers de doigt au-dessous des fausses côtes. La matité remonte jusqu'auprès du mamelon. L'état général est très grave, l'adynamie profonde. Il faut porter la malade dans son lit, et c'est lentement, avec difficulté, qu'elle répond aux questions qu'on lui adresse. Continuellement plongée dans la somnolence. T. R. 41,1, pouls petit, à 128. Langue brûlée, facies grippé. Coloration verte intense des urines, avec un anneau rouge, par l'acide nitrique. Albumine probable mais non certaine.

On prescrit alors les bains à 26°, toutes les trois heures, quand la température dépassera 39°. Durée : un quart d'heure. Après chaque bain, grand lavement froid à 18 ou 20°.

Dès le début du traitement, la malade se sent améliorée. Au bout de trois jours, on abaisse la température du bain à 22°.

La malade ne prend comme médicament que 30 centigrammes de caféine pour relever les contractions de cœur. Eau de Vichy et lait.

Le 11 août, cinq jours après l'entrée de la malade à l'hôpital, l'amélioration continue. Il y a un peu de matité des deux bases. En présence du mieux qui s'est produit, on fixe les bains à 28°.

La température baisse graduellement, et au bout de 33 jours (101 bains) la guérison complète était obtenue. Dans les derniers jours, la malade prit du benzoate de naphtol pour pratiquer la désinfection de l'intestin.

CONCLUSIONS

Nous venons de citer un certain nombre d'observations; les unes ont été déjà lues dans d'autres travaux, et nous ne les avons transcrites que parce qu'elles nous ont paru intéressantes; beaucoup sont inédites. Nous y avons joint quelques courbes d'urines qui montrent d'une manière plus frappante que la simple lecture des faits, l'importance de la polyurie dans le pronostic et le traitemeut des états typhoïdes (1).

Dans toutes nos observations, les bains froids ont agi d'une façon identique : ils ont produit une diurèse abondante, l'abaissement de la température fébrile, l'amélioration de l'état général. Nous avons eu entre les mains un certain nombre d'observations de malades soignés par les bains froids et qui sont morts. Il s'agissait presque toujours de cas traités tardivement; il est à remarquer que *dans tous ces cas mortels jamais la diurèse ne s'est produite*. Pour nous, l'action la plus favorable du bain froid est donc de faire uriner le malade, mais, nous le répétons encore, à cette action primordiale se joignent d'autres actions dont l'importance est extrême : action antithermique, action stimulante, action névrosthénique.

Les applications des bains froids deviendront chaque jour plus nombreuses; devant sa complète innocuité, devant les résultats qu'elle donne, on a le droit d'expérimenter la médi-

---

(1) Voir thèse Diniz, Paris, 1893.

cation réfrigérante dans toutes les affections qui revêtent la forme typhoïde, ou qui sont la conséquence d'une rétention de poisons dans l'organisme ; ce traitement semble donc légitime dans les formes sévères des oreillons, dans certains cas de grippe, dans les ictères graves, dans les néphrites aigües, voire même dans les néphrites chroniques lorsqu'il y a des accidents d'urémie, etc...

Rappelons d'ailleurs que quelques médecins allemands ont appliqué les bains froids dans la méningite cérébro-spinale, dans l'endocardite infectieuse, dans certaines formes de pleurésie. Dernièrement, cette médication a donné d'heureux résultats dans l'épidémie de suette miliaire d'Oléron.

M. Rendu vient de traiter avec succès un homme atteint d'ictère infectieux fébrile par les enveloppements prolongés dans le drap imbibé d'eau froide ; il a vu guérir par le même procédé un malade atteint de néphrite grave qui était tuméfié par un anasarque aigu et que ni les émissions sanguines, ni les drastiques, ni le régime lacté n'avaient soulagé (1). Or, il s'agit bien là de la médication réfrigérante, appliquée, il est vrai, d'une façon différente, mais dont les effets, pour être moins sûrs, moins rapides et moins intenses, n'en sont pas moins sensiblement analogues à ceux des bains froids.

Il sera donc toujours légitime de prescrire les bains froids dans tous les états infectieux ou autres où l'émonctoire rénal est insuffisant.

De ce travail nous pouvons tirer les conclusions suivantes :

1° Dans les formes typhoïdes des maladies infectieuses

______

(1) Revue d'hygiène thérapeutique 1893.

(formes malignes des anciens auteurs) il faut prescrire les bains froids, qui constituent la thérapeutique de choix ;

2° Le principe de la méthode réfrigérante peut s'exprimer ainsi : donner un nouveau bain, dès que les effets utiles du bain précédent n'existent plus ;

3° La formule de Brand : bain à 18° ou 20° toutes les trois heures, lorsque la température rectale atteint 39°, et d'une durée d'un quart d'heure environ, répond à la majorité des cas. Mais il faut savoir la modifier selon les circonstances et faire toujours une balnéothérapie d'indications ;

4° La désintégration cellulaire, la rétention des produits toxiques, telles sont les conditions pathogéniques des états graves. Toute médication qui s'opposera aux désintégrations et favorisera la diurèse devra donc être choisie. Le bain froid, à ce double titre, l'emporte sur toutes les autres méthodes de traitement : telle est la cause de sa supériorité ;

5° Le bain froid n'est pas seulement un diurétique puissant, c'est de plus un antithermique, un tonique du cœur et des vaisseaux, et un névrosthénique de premier ordre ;

6° C'est, bien plus que l'hyperthermie, l'état général, l'étude du cœur et du pouls, l'examen des urines, les symptômes nerveux qui dictent l'opportunité des bains froids ;

7° La médication réfrigérante est une médication prophylactique : elle prévient les complications et empêche les dégénérescences ; il y a donc intérêt à prescrire les bains froids le plus tôt possible, dès qu'apparaissent les symptômes typhoïdes ; l'efficacité du traitement est en raison directe de la précocité de l'intervention thérapeutique ;

8° La thérapeutique des bains froids est inoffensive : elle ne produit ni complications rénales, ni complications pulmonaires; elle améliore au contraire rapidement ces accidents, quand ils existent ;

9° Les contre-indications vraies, tirées de l'examen des faits et non point d'idées purement théoriques, sont excessivement rares. Seuls, les accidents qui exigent le repos absolu du malade, tels que la perforation dans la dothiénentérie, sont des contre-indications formelles des bains froids. Même lorsque l'adynamie cardiaque est intense et que la myocardite se révèle, il ne faut renoncer aux bains que dans les étroites limites que nous avons tracées;

10° Pendant toute la durée du traitement, le malade devra être alimenté : on lui donnera de 4 à 5 litres de boissons dans les vingt-quatre heures, (lait, limonade, bouillon). Il sera le plus souvent utile d'associer la médication tonique à la médication réfrigérante;

11° On ne doit plus considérer aujourd'hui la méthode des bains froids comme une méthode empirique. C'est une méthode scientifique, dont la valeur ne saurait être contestée ; elle s'appuie sur les données les plus récentes de la science ; elle répond à des indications cliniques précises ; elle est légitimée par les résultats, que les statistiques montrent évidemment supérieurs à ceux donnés par les autres méthodes de traitement.

INDEX BIBLIOGRAPHIQUE

ARAN. — Rougeole et affusions froides. *Bull. de thér.*, 1851, p. 371.

ANDREW. — *St Barthol. hosp. rep.*, t. X, p. 337, 1874 (rhum. cérébral).

BARTH. — Soc. médicale des hôp., 1890 (pneumonie).

BÉHIER. — *Bulletin gén. thérap.*, 1876 (rhum. cérébral).

BERNHEIM. — Leçons de clinique médicale, 1877, p. 463 (fièvre typhoïde).

BLACHEZ. — *Gaz. méd. des hôp.*, 1874. — *Gaz. hebd. de méd. et de chir.*, 1876 (rhum. cérébral).

BOUCHARD. — Leçons sur les auto-intoxications.

BOZZOLO. — *Gazetta medica italiana*, 2 juillet 1881 (pneumonie). *Revista clinica di Bologna*, n° 1 (pneumonie).

BRAND. — *Die hydrotherapie des Typhus*, Stettin, 1861. *Die heilung des Typhus*, Berlin, 1868. *Die Wasserbehandlung des Typhosenfieber*, Tubingen 1877.

BRUGNATELLI. — *Annali univers. di med. e chir.* Milano, 1884. *Revista medica dell' Instituto lombardo*, 1887 (pneum.).

CALEY. — *Lancet*, 1871 (rhum. hyperpyrétique).

CAYLA. — Thèse doctorat, Montpellier, 1874 (f. typhoïde).

CHABERT. — Thèse Lyon, 1884 (fièvre puerpérale).

CHAPUIS. — Thèse Paris, 1883 (f. typhoïde).

CHAMINADE. — Thèse Paris, 1893 (id.).

CHARRIN. — Article Bactériologie *in* Traité de médecine Charcot-Bouchard.

CHAUFFARD. — Soc. méd. des hôpitaux, 1890 (fièvre typhoïde).

CHAUMIER. — Congrès pour l'avancement des sciences. Blois, 1884 et Grenoble, 1885 (pneumonie).

CLÉMENT. — *Lyon médical*, 1877 (variole).

COHIN. — Thèse Paris 1887 (fièvre typhoide).

COLRAT. — *Lyon médical*, 1875 (rhum. cérébral).

COMBEMALE et GAUDIER. — *Bulletin médical* 1893 (typhus exanth.).

CURRIE. — Recherches sur les effets de l'eau froide. Liverpool, 1797.

DESNOS. — *Gazette médic. de Paris*, 1877 (rhum.).

DESPINE. — Congrès de Washington, 1877 (pneumonie des enfants).

DESPINE et PICOT. — Maladies des enfants.

DIEULAFOY. — Soc. méd. des hôpitaux, 1890 (scarlatine et rougeole).

DICTIONNAIRES JACCOUD ET DECHAMBRE. — Articles F. typhoïde, Typhus, Scarlatine, Rougeole, etc., etc., etc.

DINIZ. — Thèse Paris, 1893 (f. typhoïde).

DU CASTEL. — Des températures élevées dans les maladies; thèse agrég., 1875.

DUCHER. — Thèse Lyon, 1886 (érysipèle).

EDDISON. — *Lancet* 1875, p. 340 et 414 (scarlatine).

FOLTZ. — *Lyon médical,* 1875 (lavements froids et fièvre typhoïde).

FOX. — *Lancet*, juillet 1870 (rhum. cérébral).

GALTIER. — Thèse Montpellier, 1876 (f. typhoïde).

GIANINI. — Della natura della febri. Milan 1805.

GIGNOUX. — *Lyon médical* 1883 (pneumonie).

GLÉNARD. — *Lyon médical,* 1874 et 1875 (f. typhoïde).

—   *Bull. Acad. méd.*, 1883 (id.).

—   *Gaz. hebd. méd. et chir.*, 1883 (id.).

—   *Lyon médical*, 1884 (id.).

—   *Bulletin médical*, 1888 (id.).

—   Société des Sc. médicales de Lyon, 1886 (scarlatine).

—   Société méd. des hôpitaux, 1888 (f. typhoïde).

—   *Gazette des hôpitaux*, 1893 (typhus).

GLÉNARD. — *Bulletin médical*, 1893 (id.).

GOUMY. — Thèse Lyon 1883 (pneumonie).

GUÉRIN. — Thèse Paris, 1890 (scarlatine et rougeole).

GUINON. — *Revue des Mal. de l'enfance*, 1892.

— Articles Scarlatine, Rougeole, Variole, *in* Traité de médecine Charcot-Bouchard.

HANOT. — Traitement de la pneumonie, 1880.

HÉNAULT. — Thèse Paris, 1890 (pneumonie).

HUCHARD. — *Union médicale*, 1874 (f. typhoïde).

HULAND. — Traitement des pyréxies par l'eau froide. Th. Paris, 1872.

HUTINEL. — *Bulletin médical*, 1892 (broncho-pneumonie).

JACCOUD. — Leçons Faculté de médecine, 1882 (f. typhoïde).

JAMES. — *The American Journal of med. sc.*, 1877 (pneumonie).

JOSIAS. — Société méd. des hôp., 1889 (f. typhoïde).

JUHEL-RÉNOY. — Société méd. des hôp., 1888, 1890 et 1892 (id.).

— *Médecine moderne*, 1890 (id.).

— Traitement de la fièvre typhoïde, Paris 1892.

— Société méd. des hôp., 1893 (érysipèle).

— *Revue gén. de clinique et de thérap.*, 1893 (id.).

JURGENSEN. — Grantsaze für die behandlung des crouposen pneumonie. Leipsig, 1878.

KISSELEF. — *Revue Hayem*, 1883 (pneumonie).

KREIDER. — *N.-York médic. record*, 1889 (id.).

LABADIE-LAGRAVE. — Th. agrégation, 1878.

LACOUR. — Thèse Paris 1884 (broncho-pneumonie des enfants).

LANGLEBERT. — *France médicale*, 1877 (rhum. cérébral).

LAPORTE. — Thèse Paris, 1893 (f. typhoïde).

LAURE. — *Lyon médical*, 1875 (f. typhoïde).

LÉPINE. — *Revue mensuelle de méd. et chir.*, 1878 (id.).

— *Semaine méd.*, 1892 (id.).

— *Soc. de biol.*, 1889 (toxicité des urines des pneumoniques).

LIEBERMANN. — Soc. méd. des hôp., 1874 (fièvre typhoïde).

Liebermeister. — Pathologie et traitement de la fièvre. Leipsig, 1875.

Maragliano. — *Italia medica. Genova*, 1881 (pneumonie).

Masson. — Thèse Paris 1877 (rhum. cérébral).

Mayet et Weill. — *Gazette hebd. de méd. et de chir.*, 1874 (fièvre typhoïde).

Mollière. — Soc. méd. des hôp., 1874 (id.).

—   *Lyon médical*, 1876 (id.).

—   *Lyon médical*, 1893 (coliques hépatiques).

Nouet. — Thèse Paris, 1875 (rhum. cérébral).

Pepper. — *Med. et surg. reporter.* Philadelphie, 1887 (pneumonie).

Peter. — *Bull. Ac. de médecine*, 1883 (f. typhoïde).

—   Leçons cliniques, 1877 (id.).

Philippe. — *N.-York med. journal*, 1887 (pneumonie).

Pollosson. — Thèse Lyon, 1886 (scarlatine).

M. Raynaud. — *Journ. de thérap.*, 1874 (rhum. cérébral).

Récamier. — *Gaz. des hôp.*, 1842 (scarlatine).

Renaut. — *Gaz. méd. de Paris*, 1877 (néphrite).

Rendu. — *Revue d'hygiène thér.*, 1893 (pneumonie, ictère, néphrite).

Riche. — Thèse Lyon 1887 (variole).

Rilliet et Barthez. — Maladies des enfants.

Rivière. — *Lyon médical*, 1892 (tétanos).

Robin. — Urologie de la fièvre typhoïde.

—   Leçons de cliniques, 1887.

—   *Archives de méd.*, 1888.

Roque et Weill. — *Revue de méd.*, 1890 (toxicité des urines des typhiques).

Roussy. — Ac. de médecine, mars 1889.

Semmola. — Albuminurie et hydrothérapie. *Arch. gén. méd.*, 1861, p. 490.

Sevestre. — *Progrès médical*, 1874 (f. typhoïde).

SEVESTRE. — Soc. méd. des hôp., 1892 (pneumonie et broncho-
     pneumonie).

SYDNEY-RINGER. — *Practitionner*, 1873, p. 74 (rhum. cérébral).
     —   *British med. journal*, 1875 (id.).

TRIPIER et BOUVERET. — F. typhoïde et bains froids, Paris, 1886.

TROUSSEAU. — *Union médicale*, 1857 (scarlatine).

TURBIAU. — Thèse Paris 1892 (pneumonie et draps mouillés).

VINAY.   *Lyon médical* 1888 (f. typhoïde) et 1886 (variole).

WEINTRAUB. — *Bull. de thérap.*, 1875, p. 190 (variole).

W. DAY. — *British med. journal*, 1883 (pneumonie).

WINTERNITZ. — *Lyon médical*,1883 et Congrès de Viesbaden,1886.

WUNDERLICH. — Dissertation inaugurale. Leipsig, 1872.

TABLE DES MATIÈRES

                    TABLE DES MATIÈRES.   198

Paris. — Typ. A. DAVY, 52, rue Madame. — Téléphone.

9 782019 254872